君島十和子の
おいしい美容
「腸活レシピ」

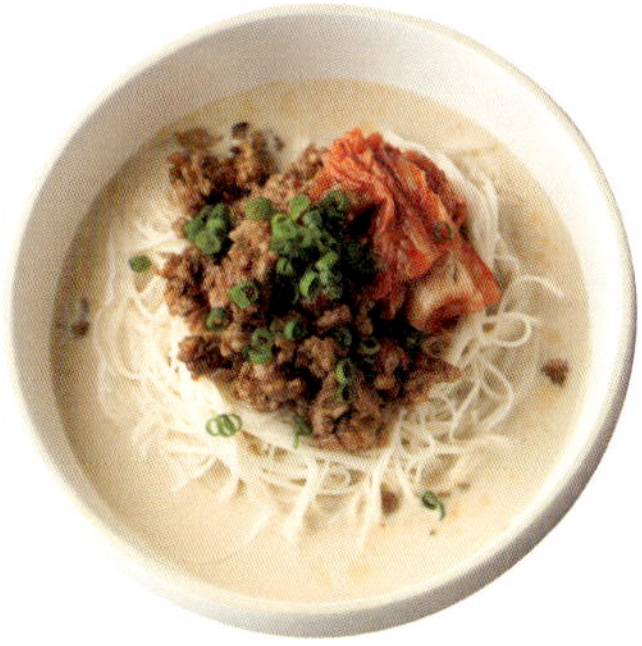

「腸活しているから大丈夫！」健康的に、ポジティブに、生きる秘訣です

肌にコンプレックスを持った20代

10代のころに全身こんがり日焼けをしていたこともあり、20代前半は乾燥やニキビをはじめ、あらゆる肌トラブルに悩まされていました。「早く治したい！」と気ばかり焦るものの、今と違って情報は皆無。肌によいといわれるクリームをベタベタ塗るなど、いろいろなものにすがっていました。試行錯誤の末、20代後半に「あなた、肌きれいね」と言っていただけて、とてもうれしかったのを覚えています。そうなると次の目標は「キープしなきゃ！」という強い思い。「腸活」という言葉はまだありませんでしたが、「おなかの調子がととのっている人は肌がきれい」という情報はつかんでいて、ヨーグルトがいいらしいと聞き、毎日食べていました。

情報を得て、腸活が生活の一部に

もともと腸は強いほうで、旅先でおなかを壊すようなことはなかった私。ところが、子どものバレエの発表会や試験の前になると、おなかの調子が悪くなるんです。「もしかして、メンタルが影響しているの？」と薄々気づき始めたのが40代。腸について解説している本や、腸の専門家とお話しする機会を得て、腸内環境をととのえるのはヨーグルトだけじゃない、発酵食品や食物繊維も積極的にとったほうがいい、おなかを冷やさないことも大事などの知識が増え、世間でも少しずつ話題に。また、腸がととのうと免疫力も上がると知って、生活スタイルを腸活にグッとシフトしました。

腸活は勇気の源、明日への活力

腸活を始めて10年あまり。人生いろいろなことがあって自分は鋼のメンタルだって思っていた私も、年を重ねて「もうダメかも、限界かも」なんて弱音を吐きたくなるような時期もありました。そんなとき最後の踏ん張りがきく、自分の支えになったのが腸活です。腸は第二の脳といわれるように、腸内環境がととのうと自律神経がととのってメンタルも安定します。50代後半になり老化も抗いようがない、でも「私は腸活しているから大丈夫！」って小さな根拠ですけど勇気をもらえる。今となっては、肌をほめていただけるのはおまけのようなもの。腸活によって健康的にポジティブに過ごせることが一番の喜びです。

この本では、毎月インスタライブで作っている腸活レシピを中心に、君島家の料理や私が実践している腸活をご紹介しています。無理なく、できそうなところから実践して、毎日をイキイキ過ごしていただけたら幸いです。

君島十和子

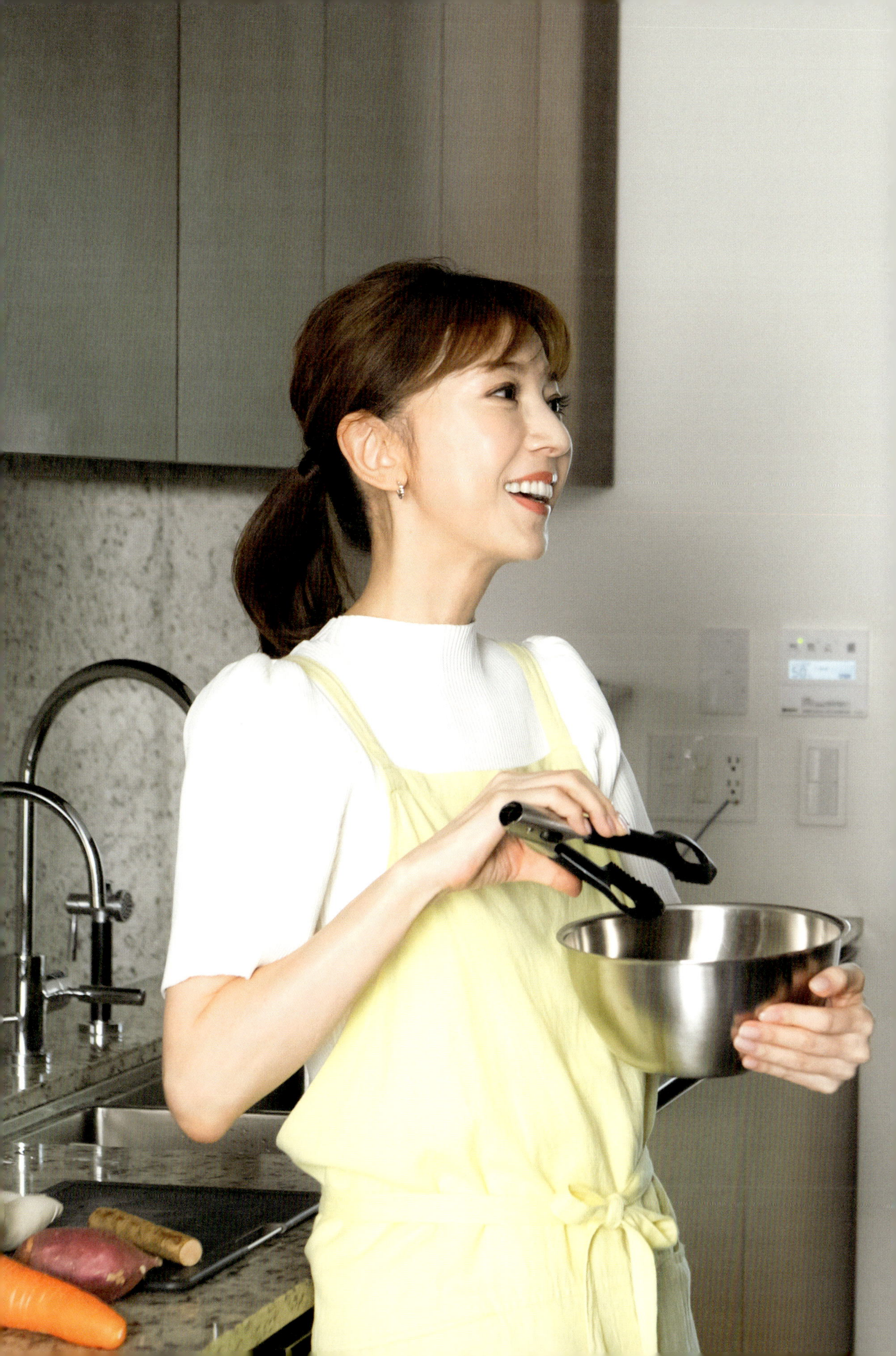

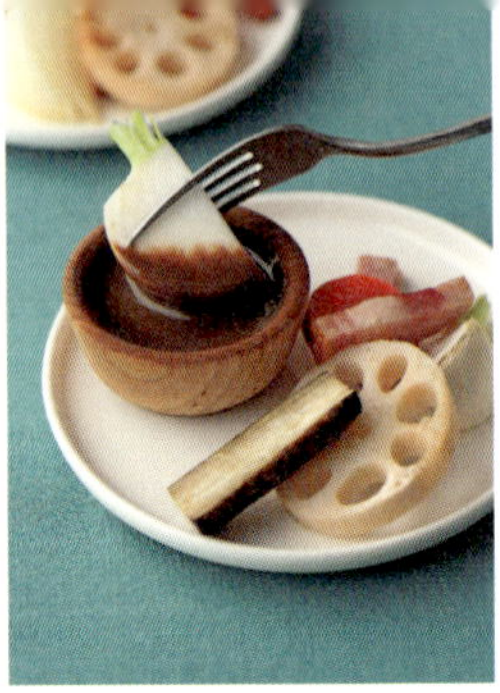

Contents

君島十和子のおいしい美容「腸活レシピ」

Part 3 おいしいからリピ決定！ とっておき腸活レシピ

かぼちゃグラタン	052
かじきのソテー	054
たっぷり野菜のスペイン風オムレツ	056
しらたきと里いも入り腸活シューマイ	058
オクラと鶏ささ身のコロッと焼き	059
腸活フリット	060
腸活五色納豆	061
腸活石狩ごはん	062
きのことオクラ、とろろ昆布の和風パスタ	064
腸活チキンオーバーライス	066
白みそのお雑煮	068
れんこんともち麦の豆乳雑炊	069
きのことオートミールのリゾット	070
生春巻き	071
腸活サラダ　夏編	072
ささ身とミックスビーンズ、ひじき、フライドごぼうのサラダ	073
バナナケーキ	074
甘酒＆ヨーグルトのアイス　煮りんごを添えて	076
〈甘酒ドリンクバリエーション〉　甘酒＋豆乳／甘酒＋赤しそジュース／甘酒＋野菜	078

Column Q&A 教えて！十和子さん 2 ……… 080

Part 4 効果をアップさせる十和子さんの腸活習慣

運動で腸活	084
睡眠で腸活	086
水分補給と腸活	088
メンタルと腸活	090
腸活と美肌	092
食事でまかないきれない、時間がとれないときのとっておき	093
あとがきにかえて	094

この本のレシピの決まり
- 小さじ1は5ml、大さじ1は15ml、1カップは200mlです。
- 火かげんは特に記載のないかぎり中火です。
- 野菜類は、特に指定のない場合は、洗う、皮をむくなどの作業をすませてからの手順を説明しています。
- 電子レンジの加熱時間は600Wを基準としています。
  機種により加熱ぐあいに差がありますので、表示時間を目安にかげんしてください。
- 特に指定のない場合、甘酒はストレートタイプを使用。砂糖は同じ重量の「ラカントS」にかえられます。

腸活するといいことずくめ

腸内環境がととのうと、体や心の健康状態がよくなり、いいことがたくさんあります。

1 免疫力が高まる

ウイルスは鼻や口から侵入し、気道や腸などの粘膜を越え、細胞組織に入り込んで感染します。ウイルス感染を防ぐのは免疫細胞で、その7割が腸の粘膜で待機し、ウイルスが入ってくるとすばやく攻撃して体を正常に保つ働きをします。腸内環境が良好になれば、免疫細胞がしっかり働くので免疫力が高まります。

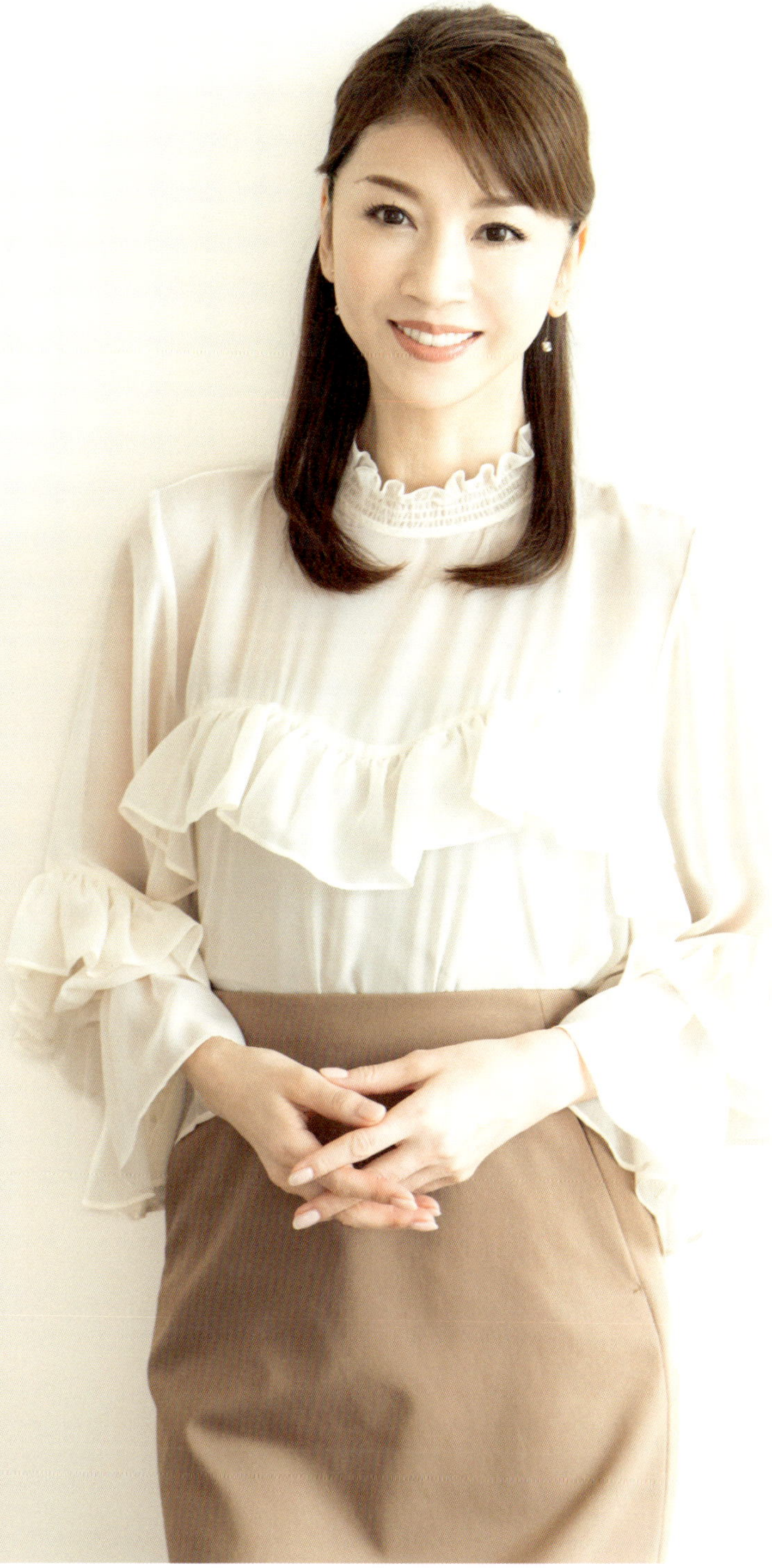

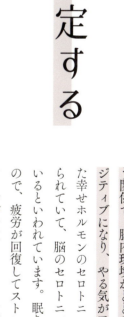

2

メンタルが安定する

脳と腸は「脳腸相関」という互いに影響し合う関係で、腸内環境がととのうことで脳もポジティブになり、やる気がアップします。また幸せホルモンのセロトニンは腸内でもつくられていて、脳のセロトニンと影響し合っているといわれています。眠りの質もよくなるので、疲労が回復してストレスを軽減し、メンタルが安定していきます。

3

お通じがよくなる

慢性的な便秘や、運動不足、ストレスによる便秘、逆に下痢しやすい、便秘と下痢が交互に起きるなど、おなかの不調の原因は、腸のぜん動運動が正しく行われていないから。食物繊維や発酵食品など腸によい食事と適度な水分をとり、運動を実践することでぜん動運動が正しくなり、便秘や下痢が改善されます。

4

太りにくくなる

腸は内臓や神経、細胞など、体のすみずみまで影響を及ぼしています。腸内環境がととのうと消化吸収や排泄がスムーズになり、代謝がアップ。エネルギー消費を促します。腸にいいものを食べてきちんと排泄することで太りにくい体になり、心にも体にも無理のない健康的な状態を保つことができます。

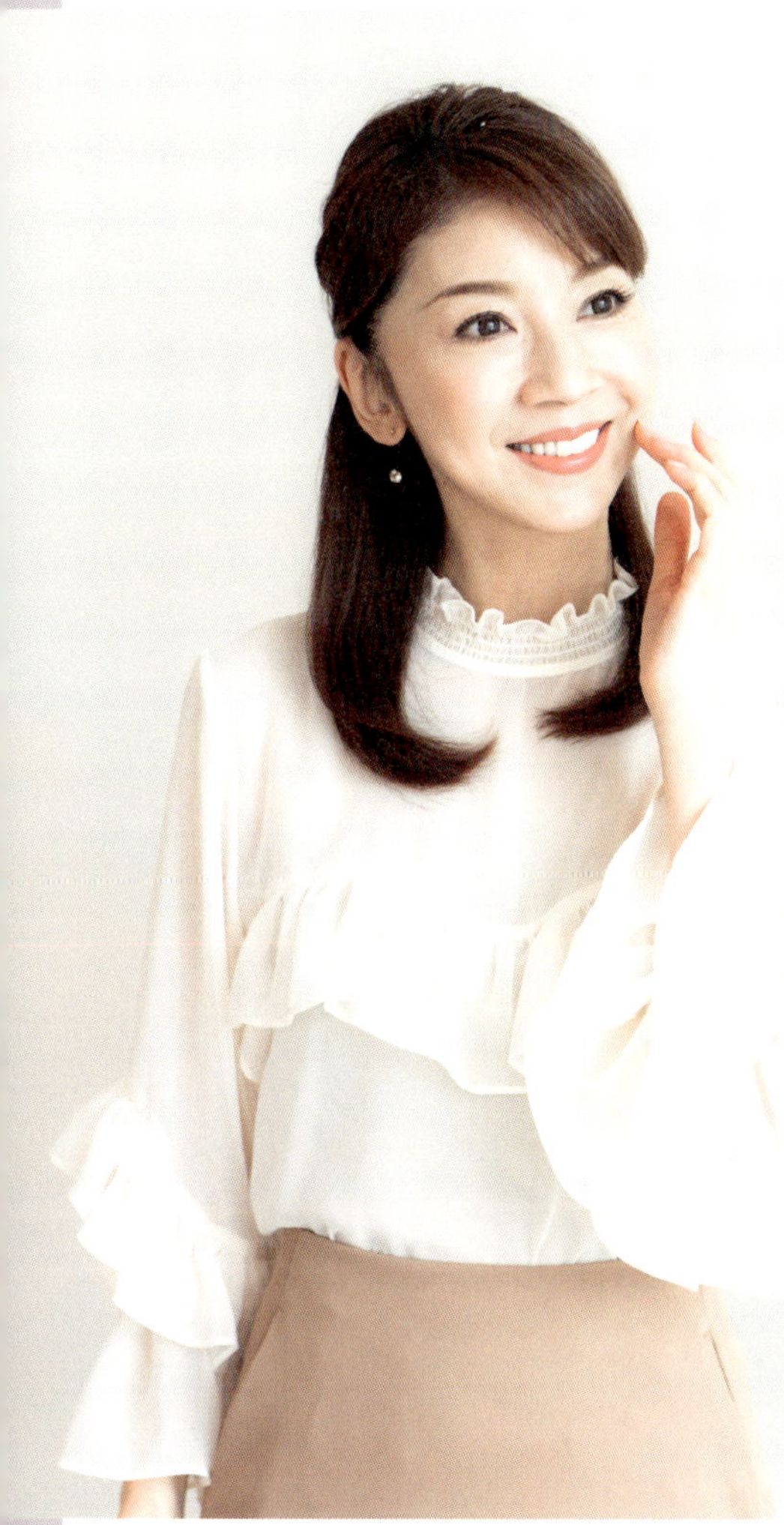

5

お肌がきれいに！

脳と腸は密接に関係しているため、ストレスがたまるとおなかの調子が悪くなって肌荒れが生じることもあります。逆に腸の調子がよければメンタルが安定し、ストレスも軽減。皮膚へも栄養がいきわたり、肌ツヤがよくなります。また、老廃物や余分な水分をきちんと排泄することでむくみがとれ、自信を持てる肌に近づきます。

\ *message* /

小林暁子先生から
メッセージ

腸は敏感で、気持ちよくポジティブに過ごしていても、人づきあいなどちょっとしたプレッシャーでストレスを感じたときなど、調子がよくなったり悪くなったりを繰り返しています。そのよしあしの揺らぎが大きいと心身に負担がかかるので、穏やかにするためにも腸活は大事です。

日々の献立にとり入れたい 腸活食材

腸活は、日々の食事から。
積極的にとってほしい食材や
調味料を紹介します。

発酵食品

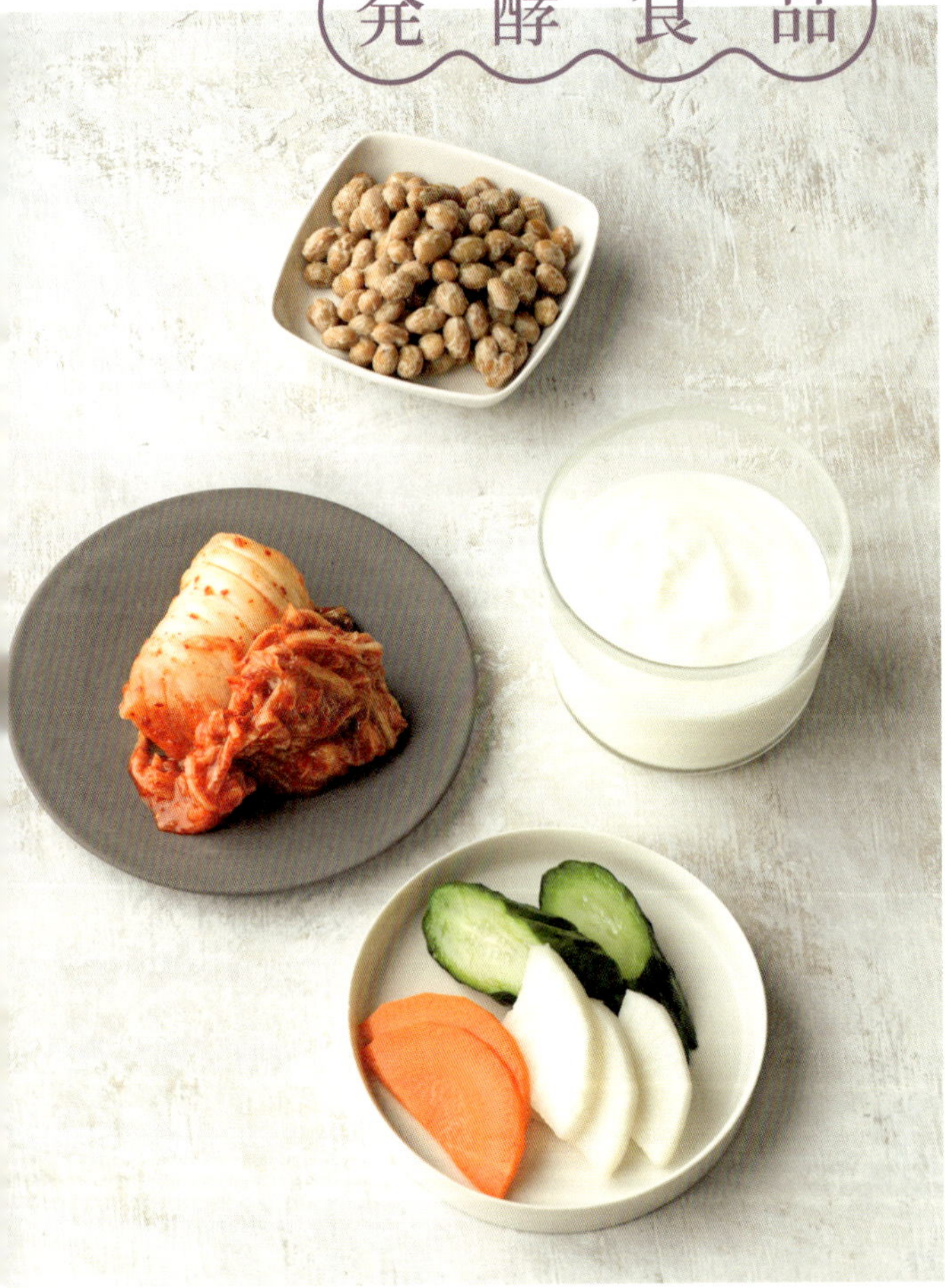

納豆菌は生きて腸まで届く善玉菌として、腸内環境をよくしてくれます。たんぱく質や食物繊維、イソフラボンなど女性にうれしい栄養もたくさん。わが家の納豆の食べ方を21ページで紹介しています。

ヨーグルトはビフィズス菌を含んでいるものを選びます。単体よりも、善玉菌のエサとなり善玉菌を増やしてくれる食物繊維やオリゴ糖といっしょに食べると効果的。朝汁（93ページ）やきな粉などをトッピングすると◎。

キムチも乳酸菌による発酵食品です。使い勝手がよく、ピリ辛なうまみを活用していろいろな食材と合わせます。この本で紹介している腸活レシピにも登場しています。

乳酸菌や酵母などで発酵させて作る野菜の**お漬け物**は、植物性の発酵食品。乳酸菌が苦手な方でも腸活に生かせます。塩分のとりすぎには気をつけて。

野菜

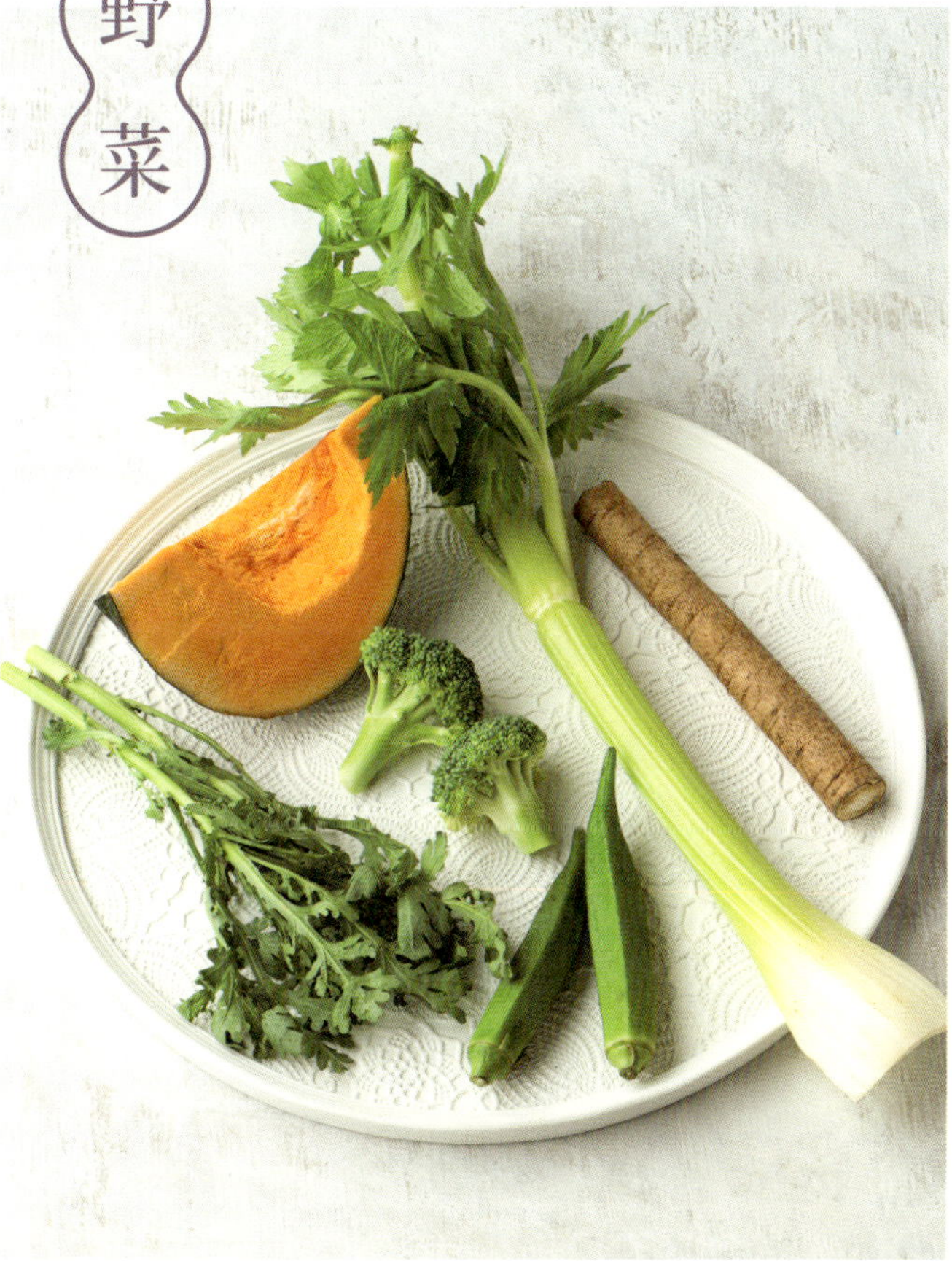

基本は旬のものを中心に、食物繊維を含む野菜を選びましょう。食物繊維は水溶性と不溶性の2種類に分かれ、次のような働きがあります。少なくなりがちな水溶性食物繊維は、意識してとる工夫が必要です。

- 水溶性食物繊維
  コレステロール値や血糖値の上昇を抑え、腸にこびりついた老廃物を洗い流す
- 不溶性食物繊維
  便のかさを増やして便通をスムーズにし、有害物質を排出する

野菜には水溶性・不溶性両方の食物繊維を含むものがいろいろあります。写真のかぼちゃ、セロリ、ごぼう、ブロッコリー、オクラ、しゅんぎくのほか、春が旬の菜の花やたけのこも食物繊維を豊富に含んでいます。

果物のアボカドも
食物繊維豊富！
サラダやあえ物にぜひ。

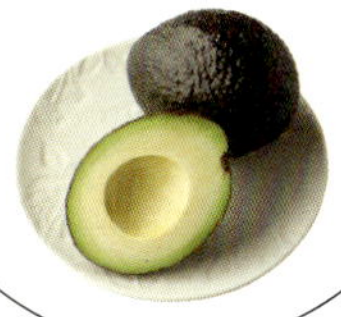

いも類

食物繊維というとさつまいもをイメージしますが、ほかのいも類も食物繊維を含んでいます。ビタミンCやカリウムを含むものもあるので、若々しさやむくみ対策にもうれしいところ。じゃがいもや里いも、長いもなど、料理に合わせて使いましょう。

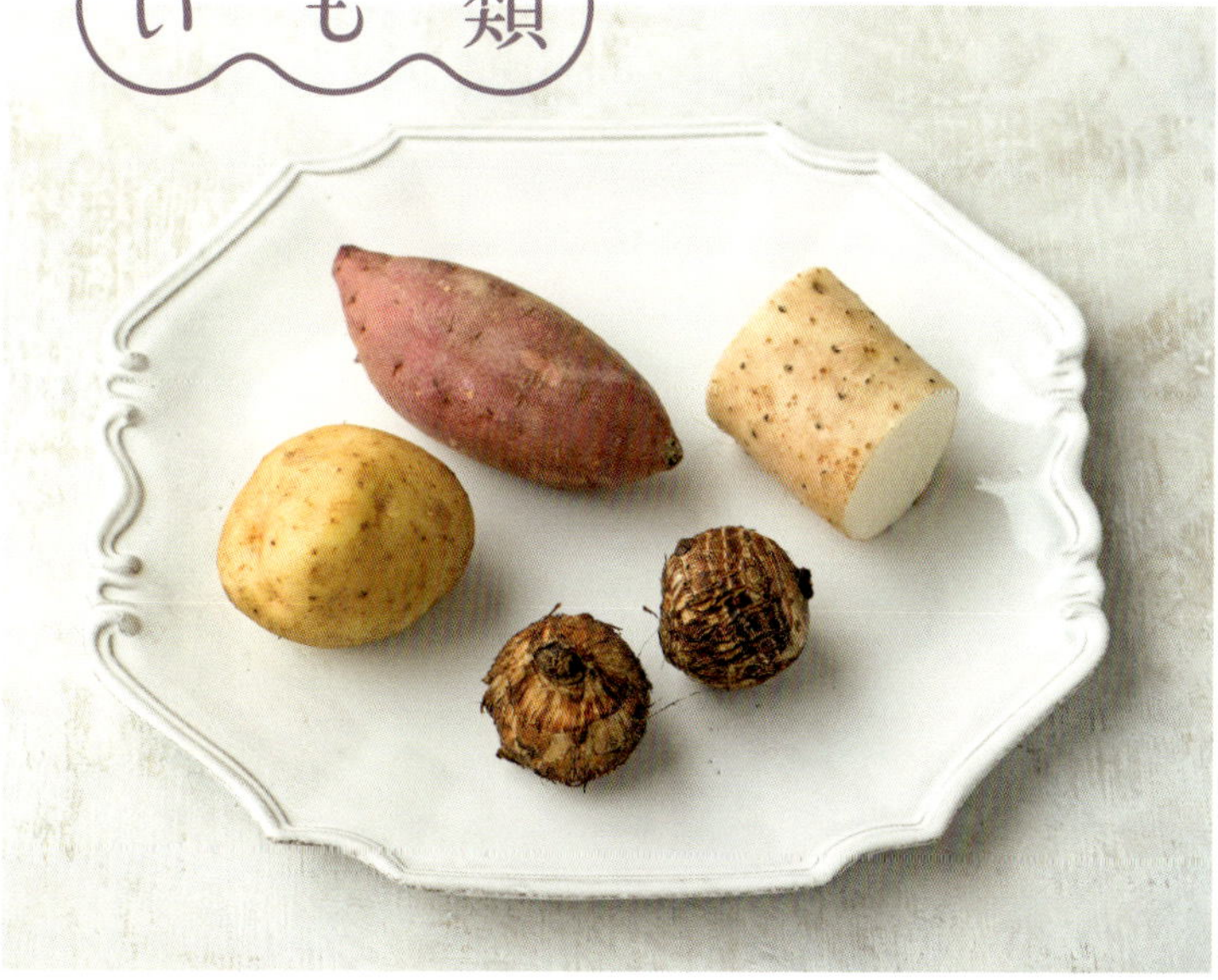

きのこ類

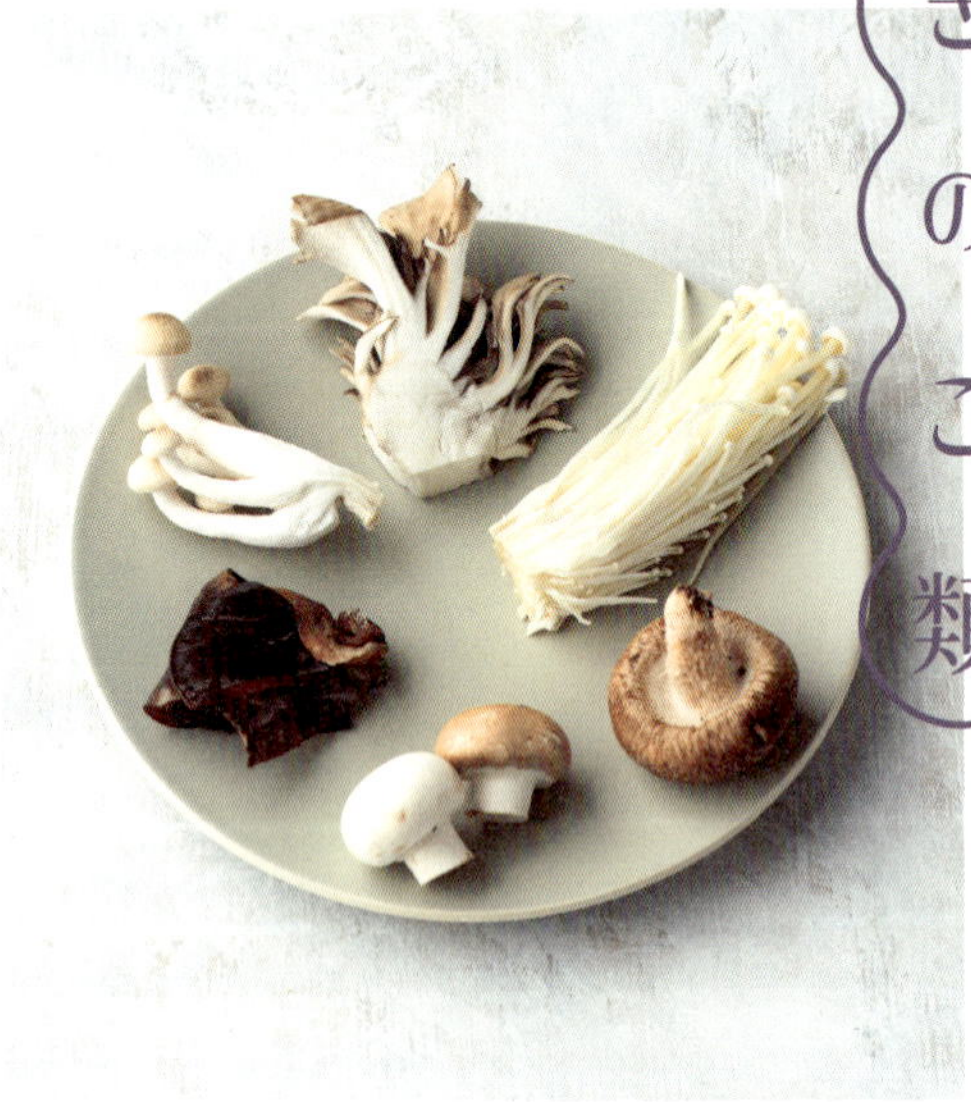

きのこも食物繊維がとても豊富。特にきくらげはトップクラスです。きのこ類はものにより水溶性・不溶性の食物繊維量のバランスが異なるので、数種類合わせて使うのがおすすめです。うまみもたっぷりで、満足感が高いのにカロリーが控えめなのがうれしいです。

魚類

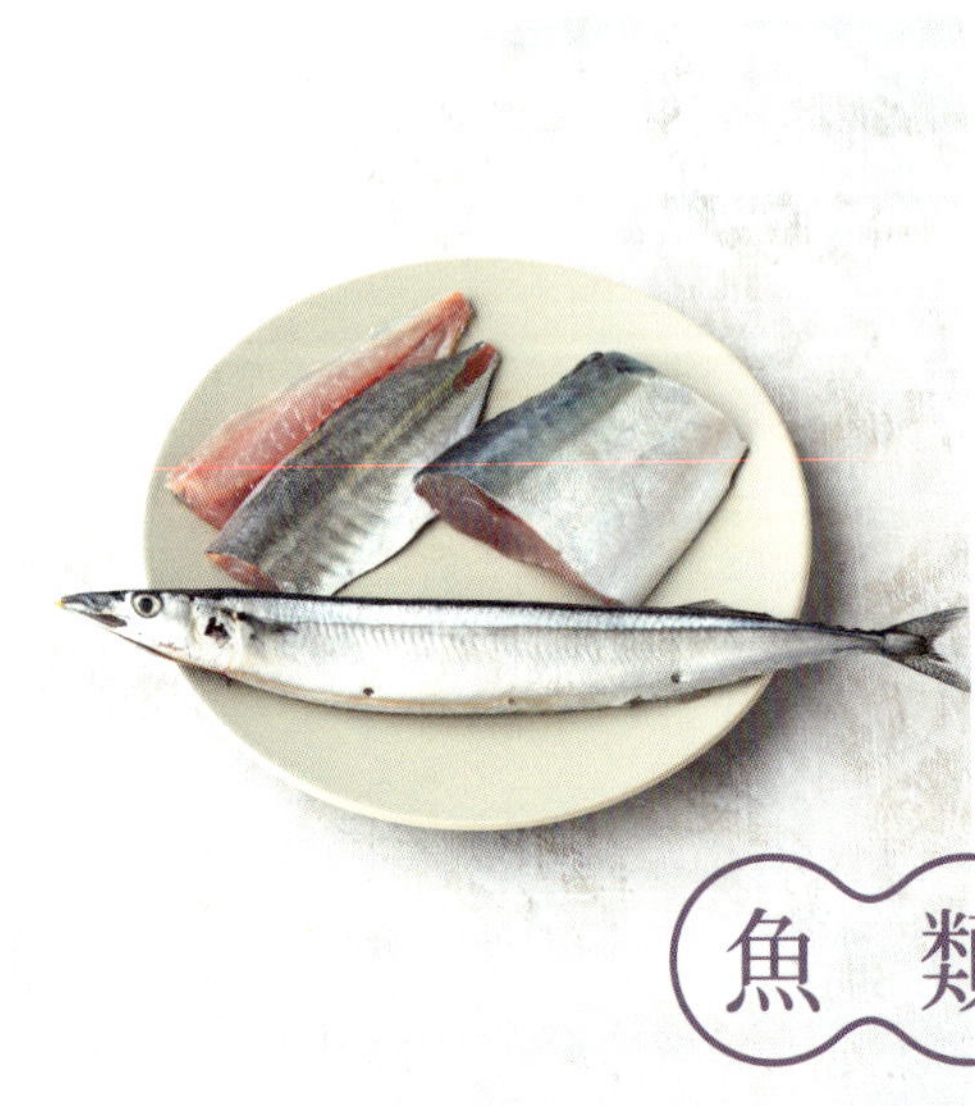

近年は魚離れが進んでいますが、腸活に効果的なのでぜひ積極的にとり入れたい食材です。n-3（オメガ3）系脂肪酸のDHAやEPAを含む青魚（あじ、さば、さんまなど）がおすすめです。缶詰を常備しておくと手軽で便利。

豆類

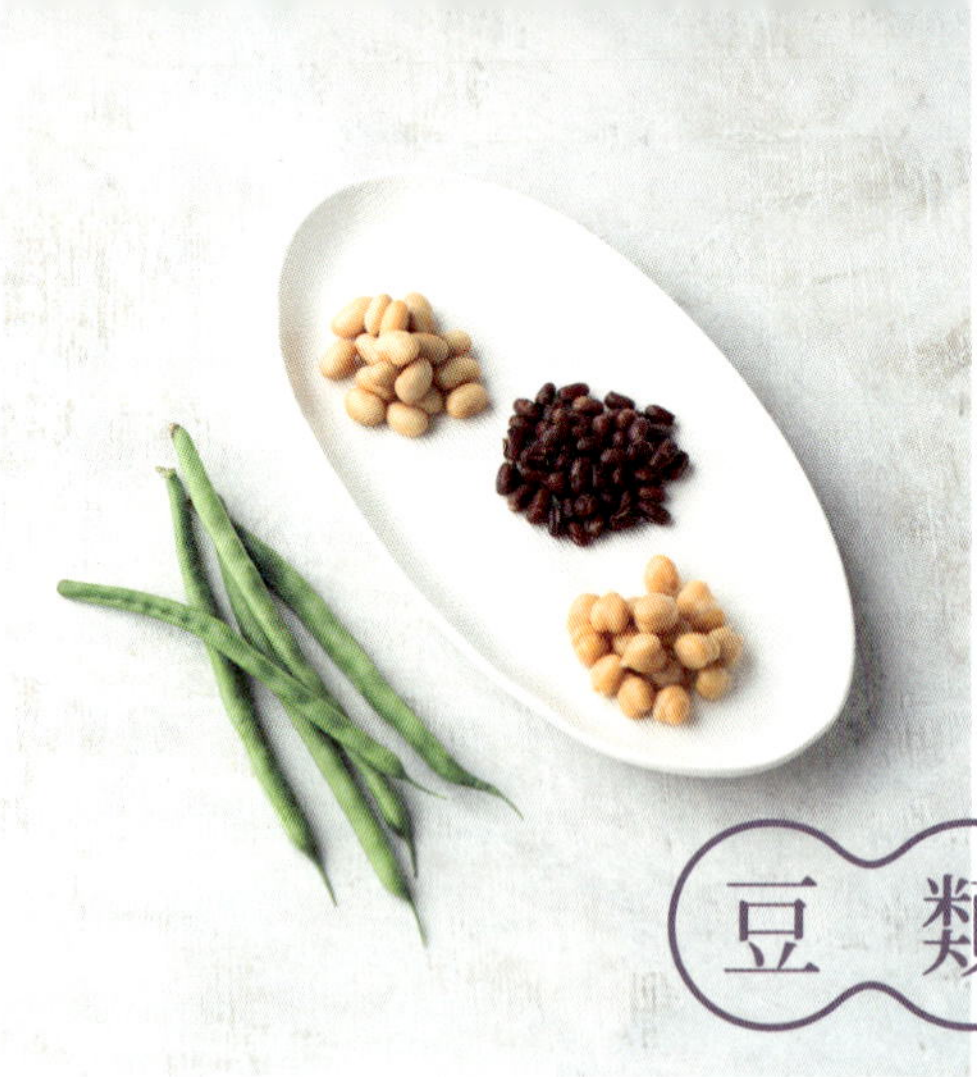

食物繊維が豊富でオリゴ糖も含まれている豆類は腸活にぴったり。特に食物繊維が豊富なのはさやいんげん、ひよこ豆、大豆、あずきなど。大豆加工品のおからやおからパウダーもおすすめです。

海藻類

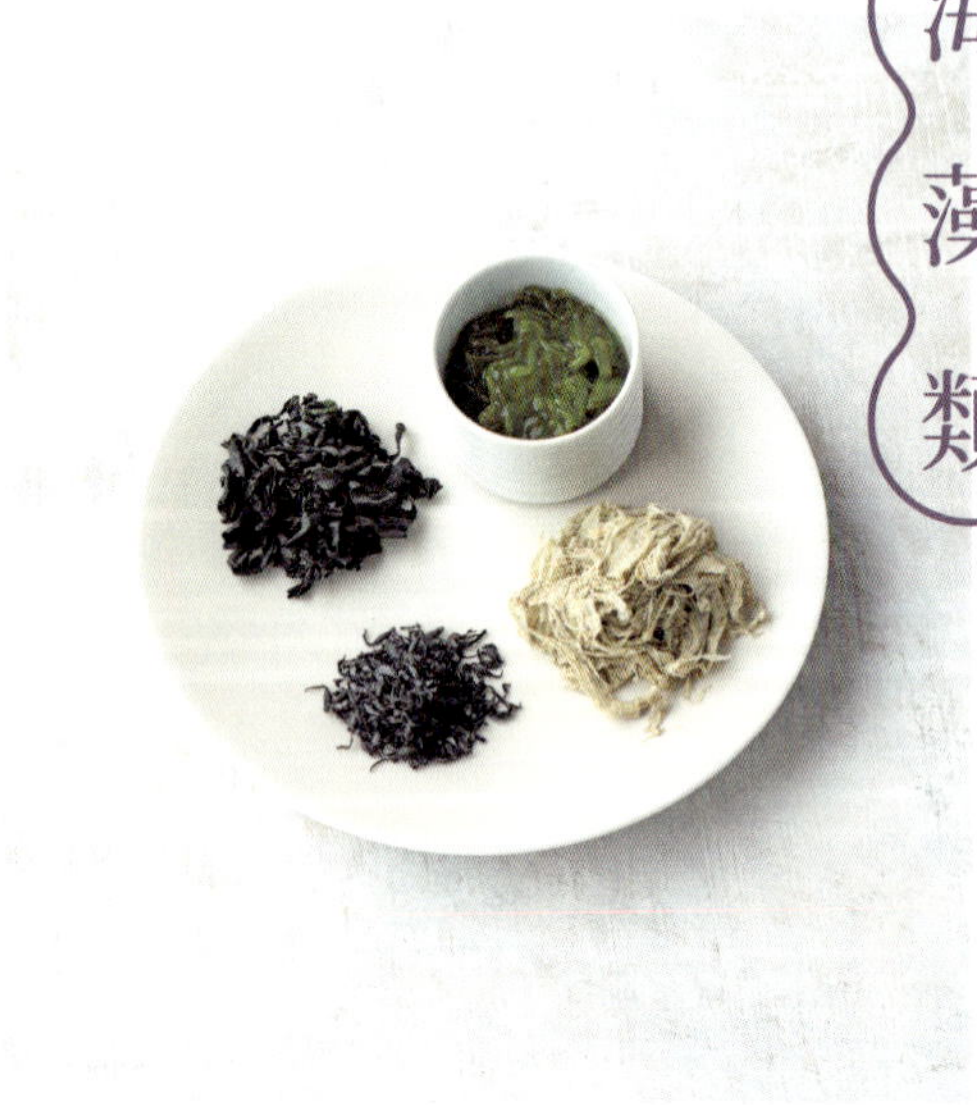

海藻類は食物繊維が豊富なほか、海中のミネラルを含んでいるためナトリウムやカリウムも多く含んでいます。もずくはおみそ汁の具、納豆とまぜて。ひじきやわかめ、とろろ昆布など乾物は日もちするので便利です。糸かんてんもおすすめ！

調 味 料

1 塩は天日乾燥の「天然(自然)塩」や、日本古来の藻塩などを使用するほか、発酵調味料の「塩麹」を塩のかわりに活用しています。

2 腸活に向いている砂糖は、黒糖やきび糖、和三盆など、原料から抽出した糖汁を煮詰めて作る含蜜糖です。ふだんはカロリーゼロの天然甘味料「ラカントS」を砂糖として使い、糀みつや甘酒なども甘みづけに活用しています。

3 世界で最も古い発酵調味料といわれるお酢。料理によってバルサミコ酢や米酢、果実酢などを使い分けています。酢の物を作るときは食物繊維を含む食材を使い、砂糖をオリゴ糖にすると腸活効果がアップします。

4 みそは1300年以上にわたり私たちの食生活を支えてきた伝統的な調味料。原料は大豆、麹、塩が基本。だしが入っておらず、できれば国産大豆を使ったものがおすすめです。手作りみそ、白みそなど料理によって使い分けています。

5 みりんは、もち米、米麹、アルコールが原料の「本みりん」を。まろやかで深い甘みと、種類豊富なアミノ酸が生み出すうまみが特徴です。わが家は「三州三河みりん」を愛用しています。

6 オイル類はオーガニックのものを中心に、オリーブオイル、ごま油、米油を使い分けています。

そのほか、しょうゆは原料が国産で添加物が入っていない本醸造のものを選びます。しょうゆ麹もおすすめ。ケーキや揚げ物などに使う粉は米粉、牛乳のかわりに豆乳を使うことも多いです。

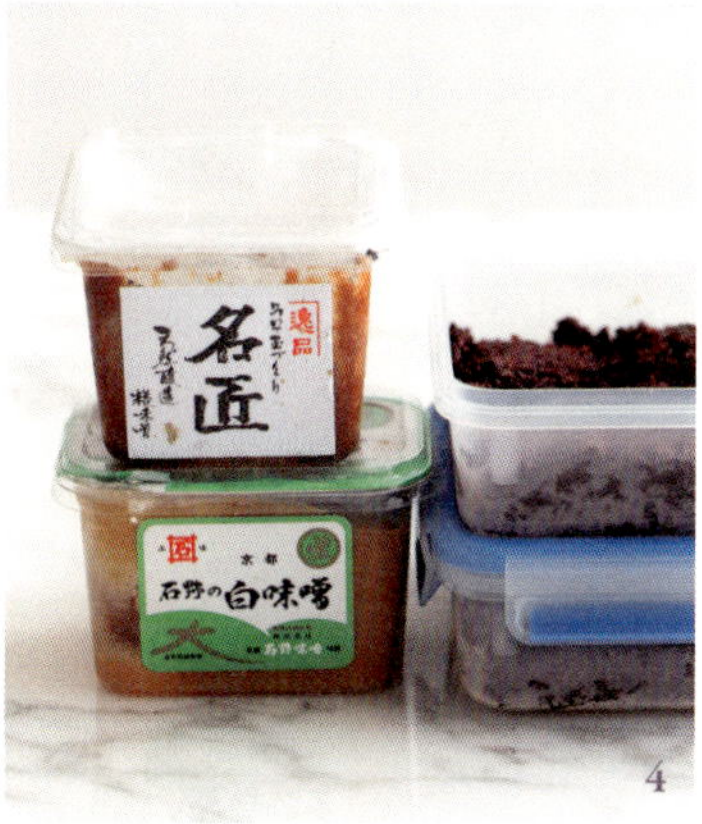

4

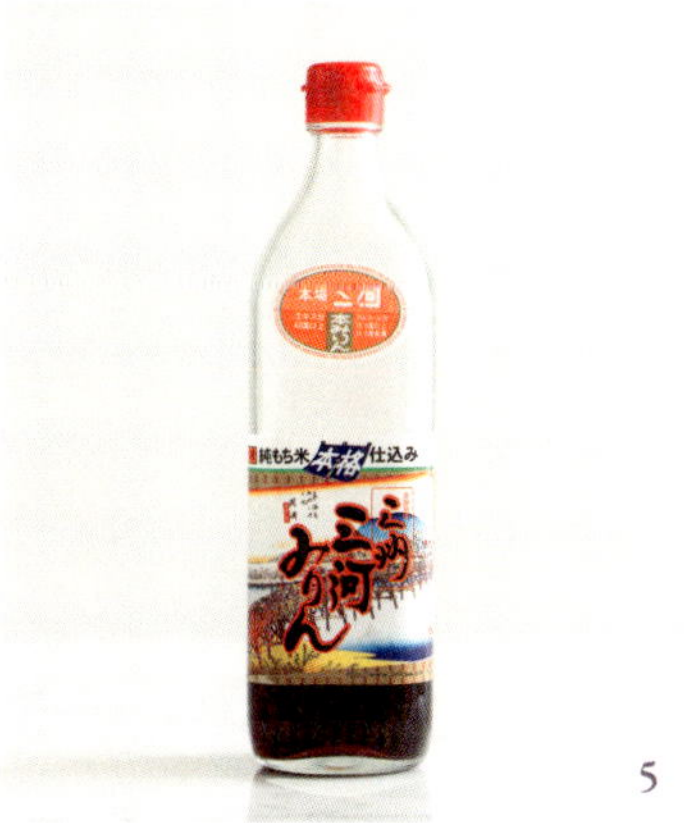

5

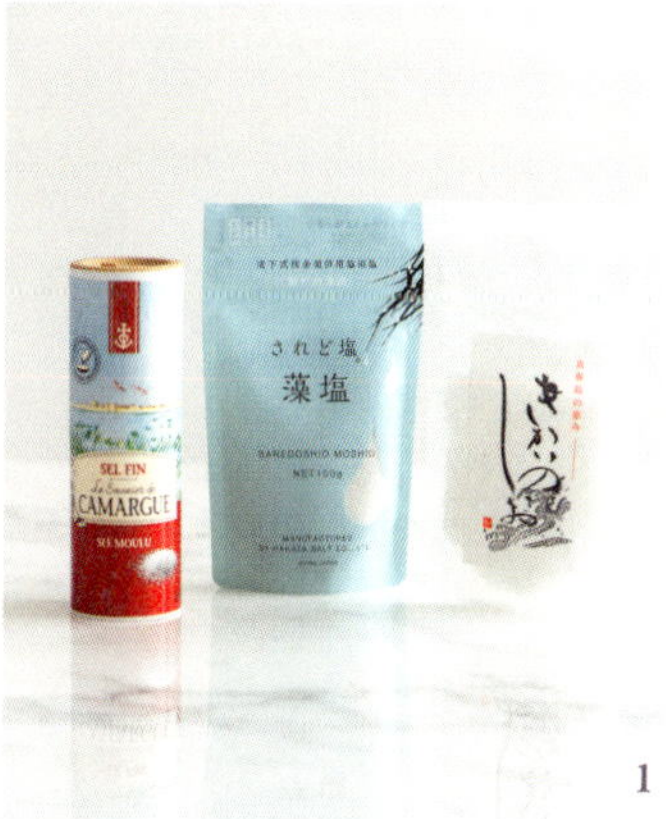

1

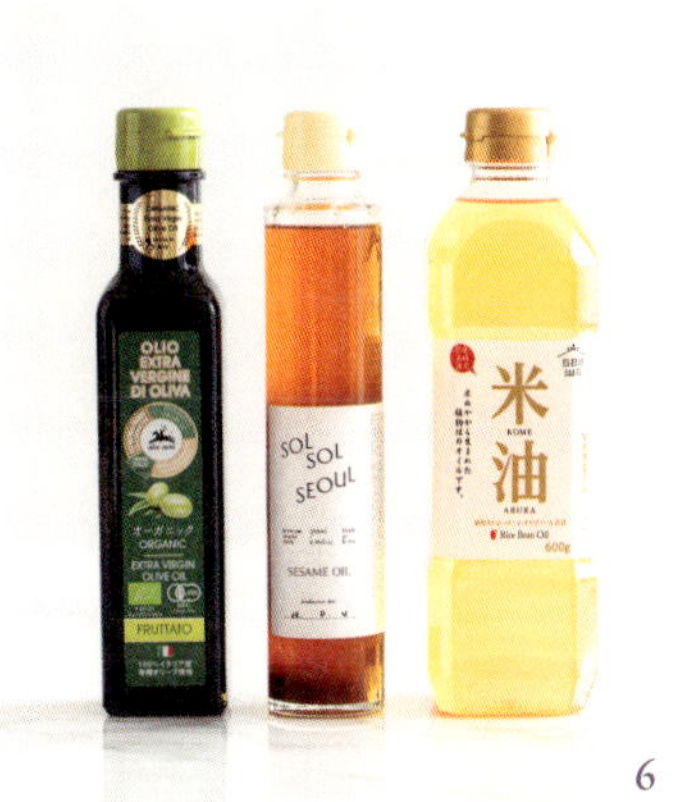

6

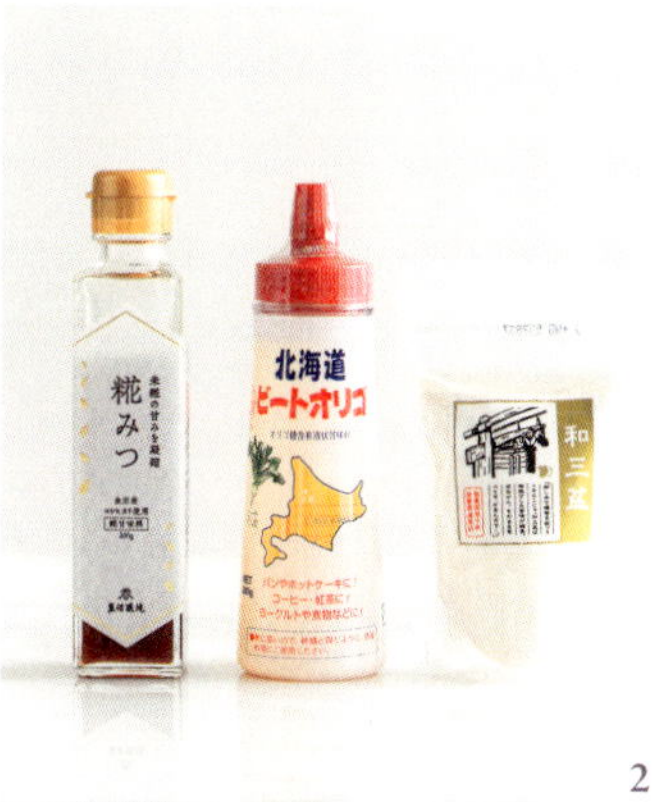

2

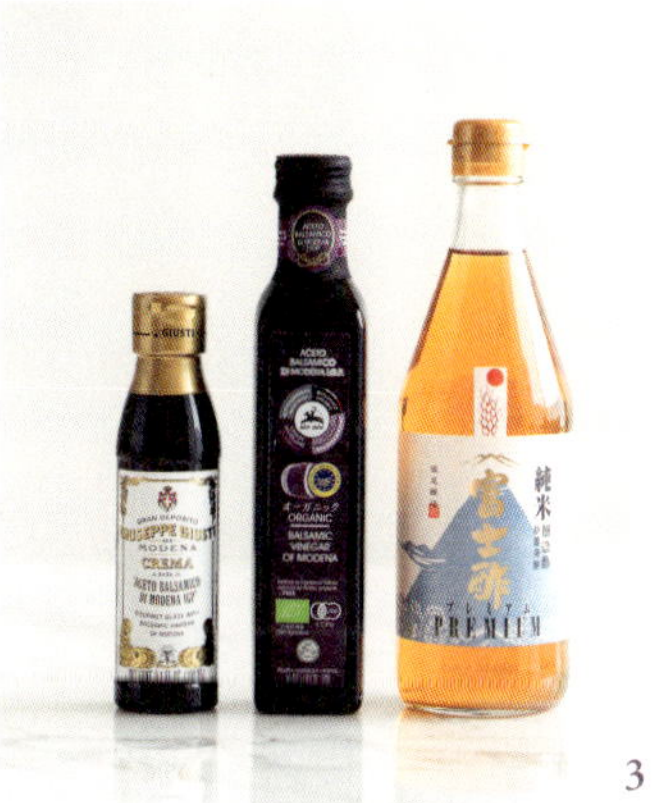

3

Part 1

君島家はいつも腸活ごはんです

腸活は「腸内環境をととのえる活動」ですから、
無理なく毎日続けることが大事です。
君島家は、常に腸活を意識した食事を心がけています。
といっても特別なことはなく、腸活食材を意識して献立を考え、
おいしくいただけばＯＫ。家族もさりげなく巻き込んで、
みんなで体調よく、メンタルを安定させちゃいましょう。

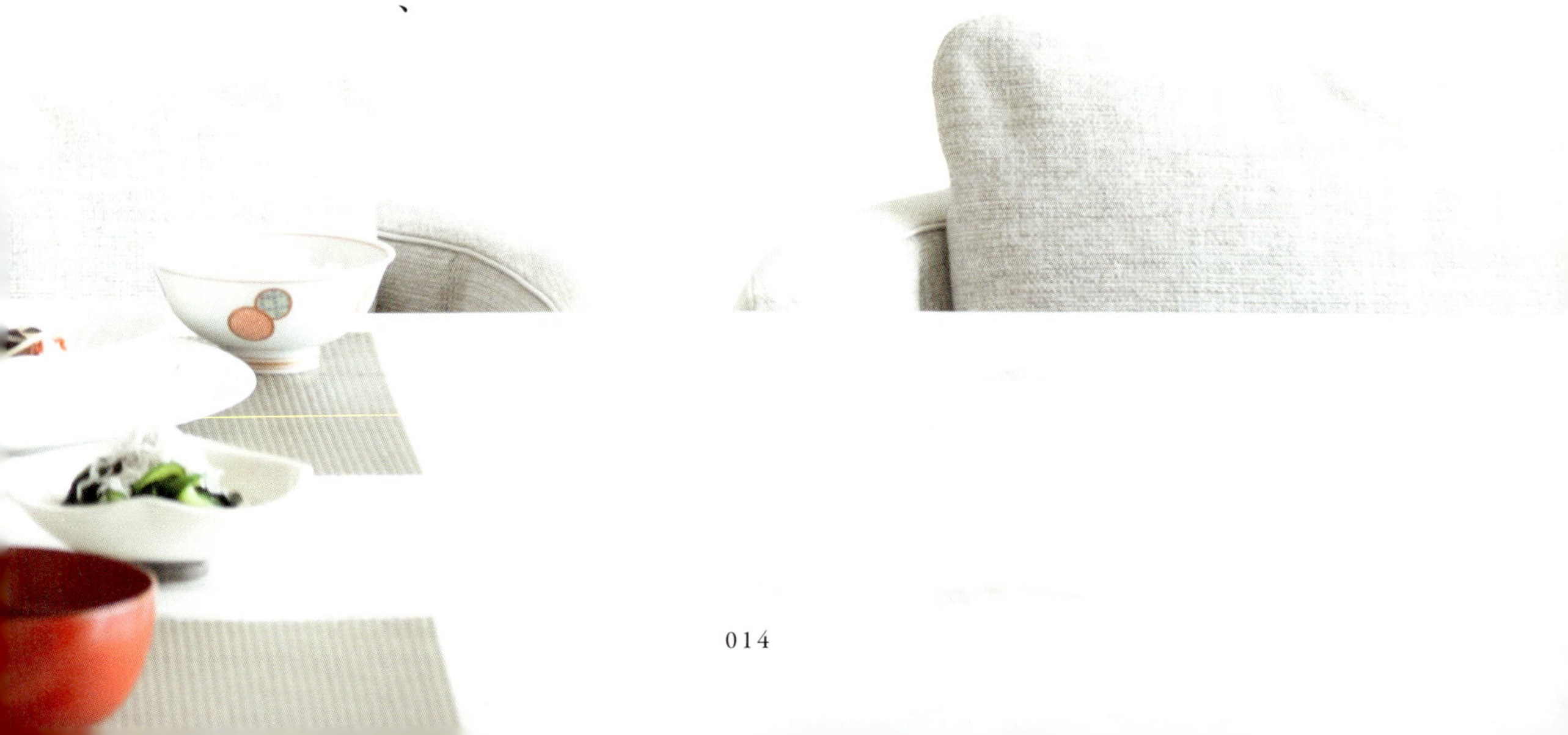

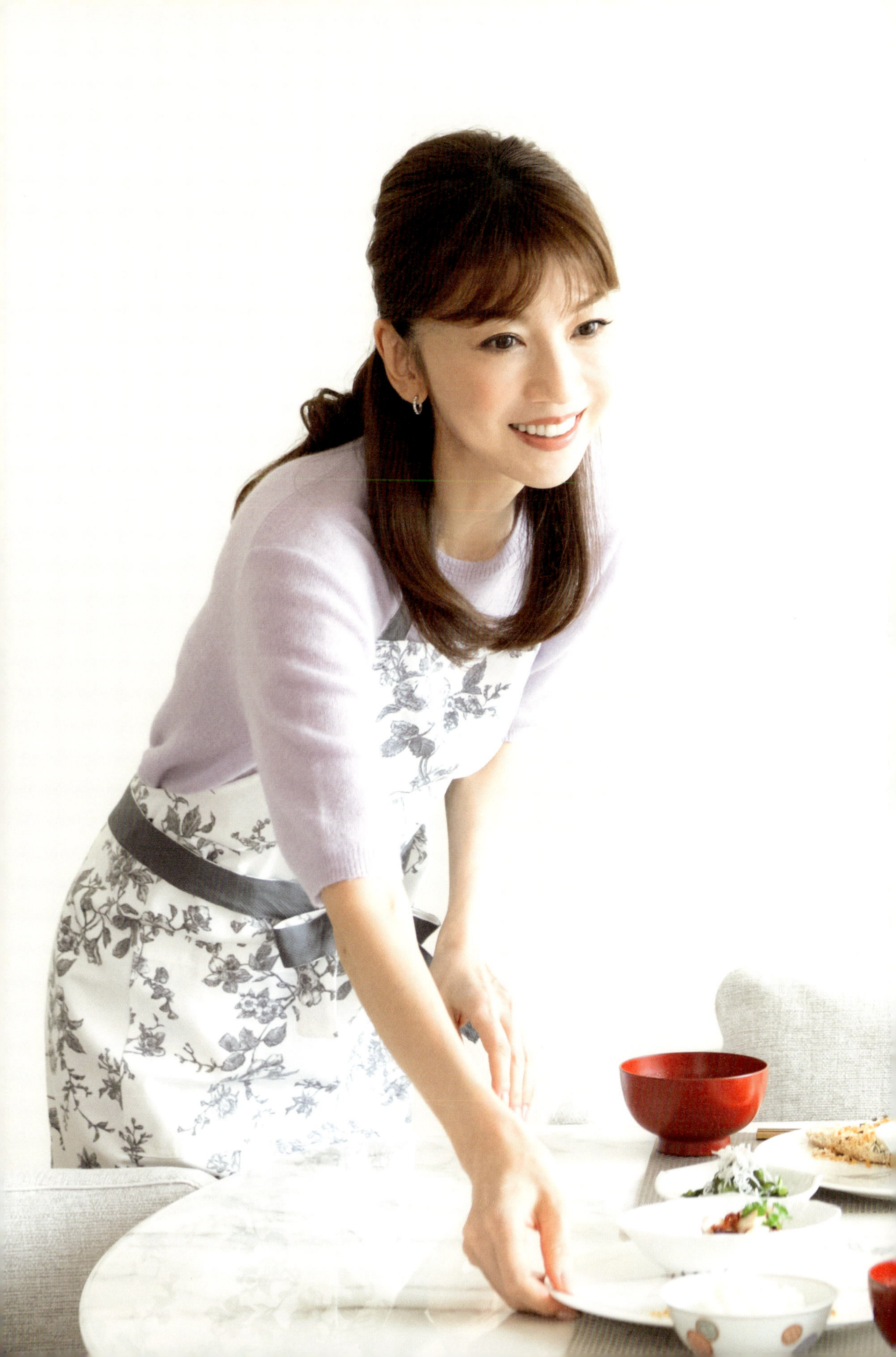

ある日の朝食

A breakfast

腸の動きを促進するためにも、朝ごはんは必ず食べています。卵料理はできるだけ毎日、卵黄がトロッとしたポーチドエッグがお気に入りです。主食はオートミールの出番が多く、ときにはヨーグルト、前日にごはんを炊いたら残りをいただくことも。オートミールはおなかのもちもいいですし、炭水化物の中ではかなり食物繊維が豊富なので、何にしようかあれこれ頭を悩ませずに準備できるという利点があります。フルーツはバナナやキウイが定番で、季節のものも楽しみます。飲み物は紅茶やデカフェのコーヒー、ルイボスティーなど、その日の気分に合わせて準備します。

食物繊維たっぷり。朝定番の組み合わせ

オートミール豆乳とポーチドエッグ

材料（2人分）

オートミール……60g
豆乳（無調整）……140ml
卵……2個
フルーツ（バナナ、キウイ、りんごなど）……適量
酢……少々
塩、あらびき黒こしょう……各少々

作り方

1 オートミールは1人分ずつ皿に入れて豆乳を注ぎ、前の晩から冷蔵室でひたしておく。

2 ポーチドエッグを作る。卵は容器に割り入れる。なべに湯を沸かして酢を入れ、卵をひとつずつそっと入れる。弱～中火で4～5分加熱して白身が固まったら冷水にとり、水けをきって器に盛る。塩、あらびき黒こしょうを振る。

3 1の皿に食べやすく切ったフルーツをのせる。

| 1人分 275kcal 食物繊維 5.3g |

point

湯をくるくるとかきまぜながら卵をそっと入れ、少しかきまぜてまん中で落ち着いたらさわらずに加熱します。

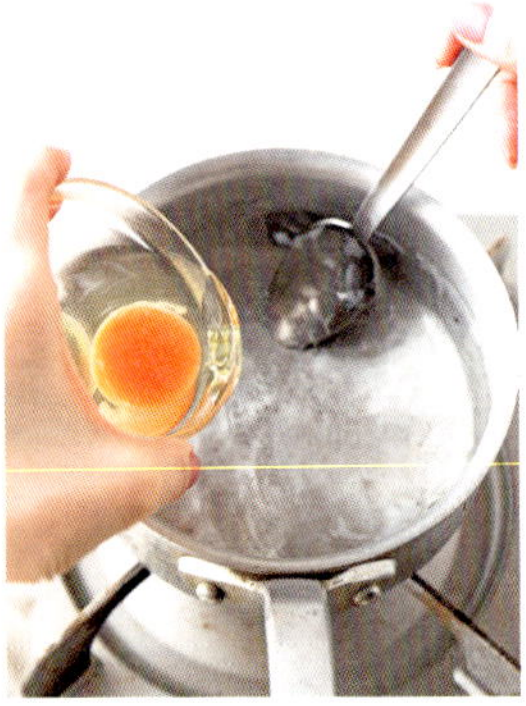

point

オートミールは前もってひたしておくと、翌朝すぐに食べられます。豆乳を牛乳やオーツミルクにしても。

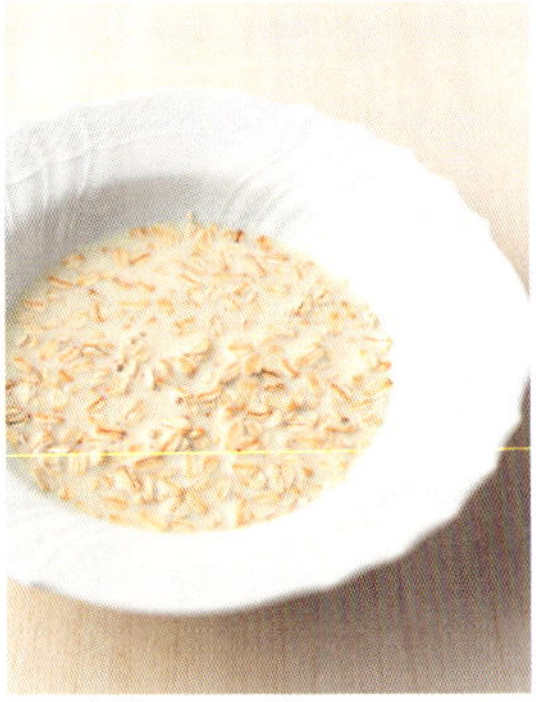

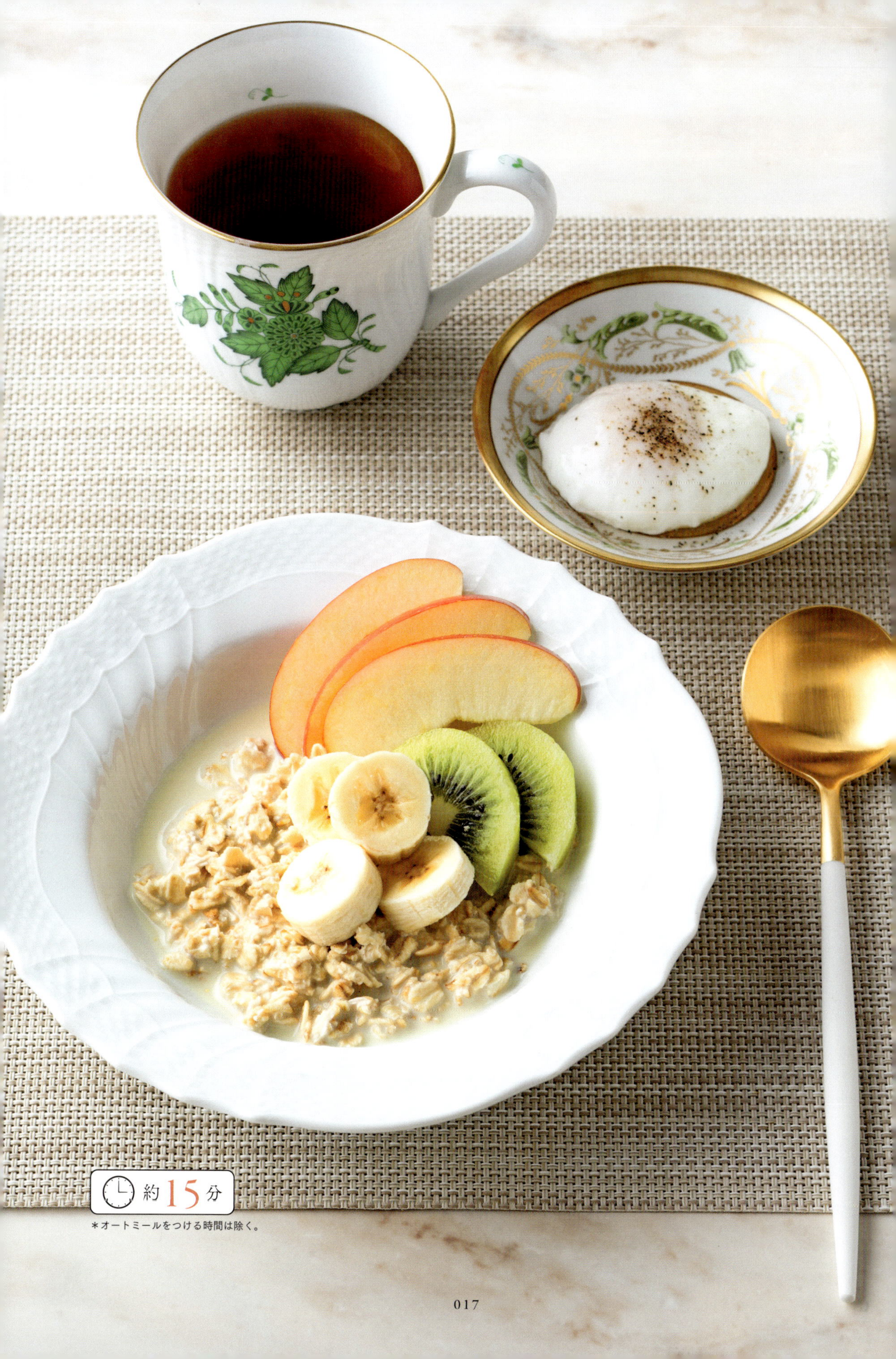

約15分

＊オートミールをつける時間は除く。

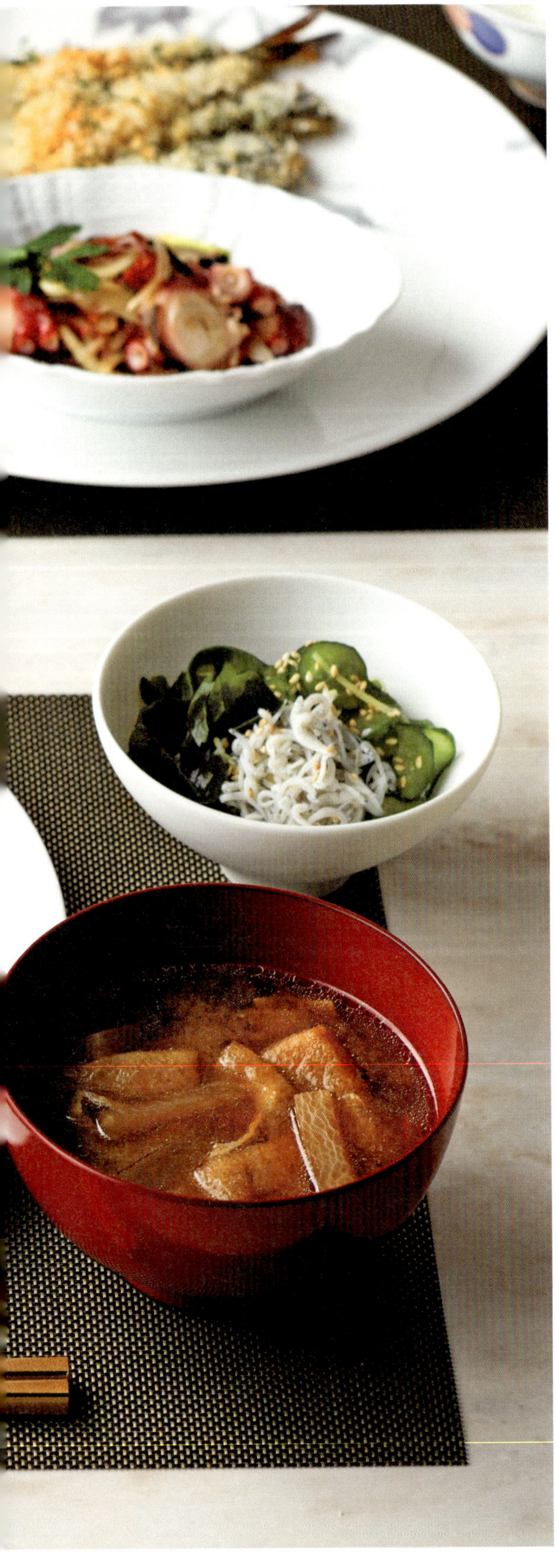

ある日の夕食

—

A dinner

夕食は朝食から12時間以内を目安に食べるのがおすすめです。生活リズムがととのい、睡眠の質や肌の調子がよくなります。メニューは食物繊維を意識して、いろいろな野菜をとるようにしています。メインのおかずはお肉なら野菜の豚肉巻きや鶏肉のいため物、餃子の皮をレタスにかえたレタス餃子なども作ります。お魚はお刺し身ならカルパッチョにしたり、切り身はシンプルにソテーにしたり。この香草焼きも好評です。お魚をあじやさばにしてもおいしいですよ。つけ合わせはお野菜のソテーやマリネなど。おみそ汁は具を2～3種入れて、一日1回はいただきます。小鉢は主人が好きな酢の物が定番。主食のごはんをお好みの量にして、全体を調整します。

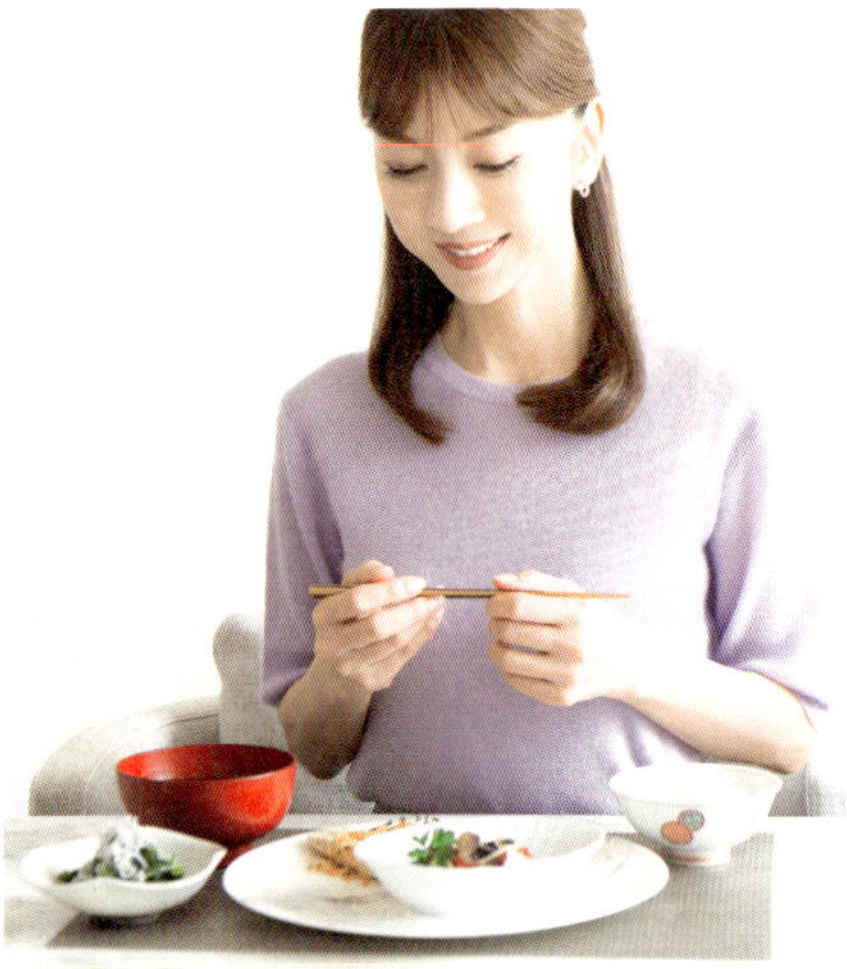

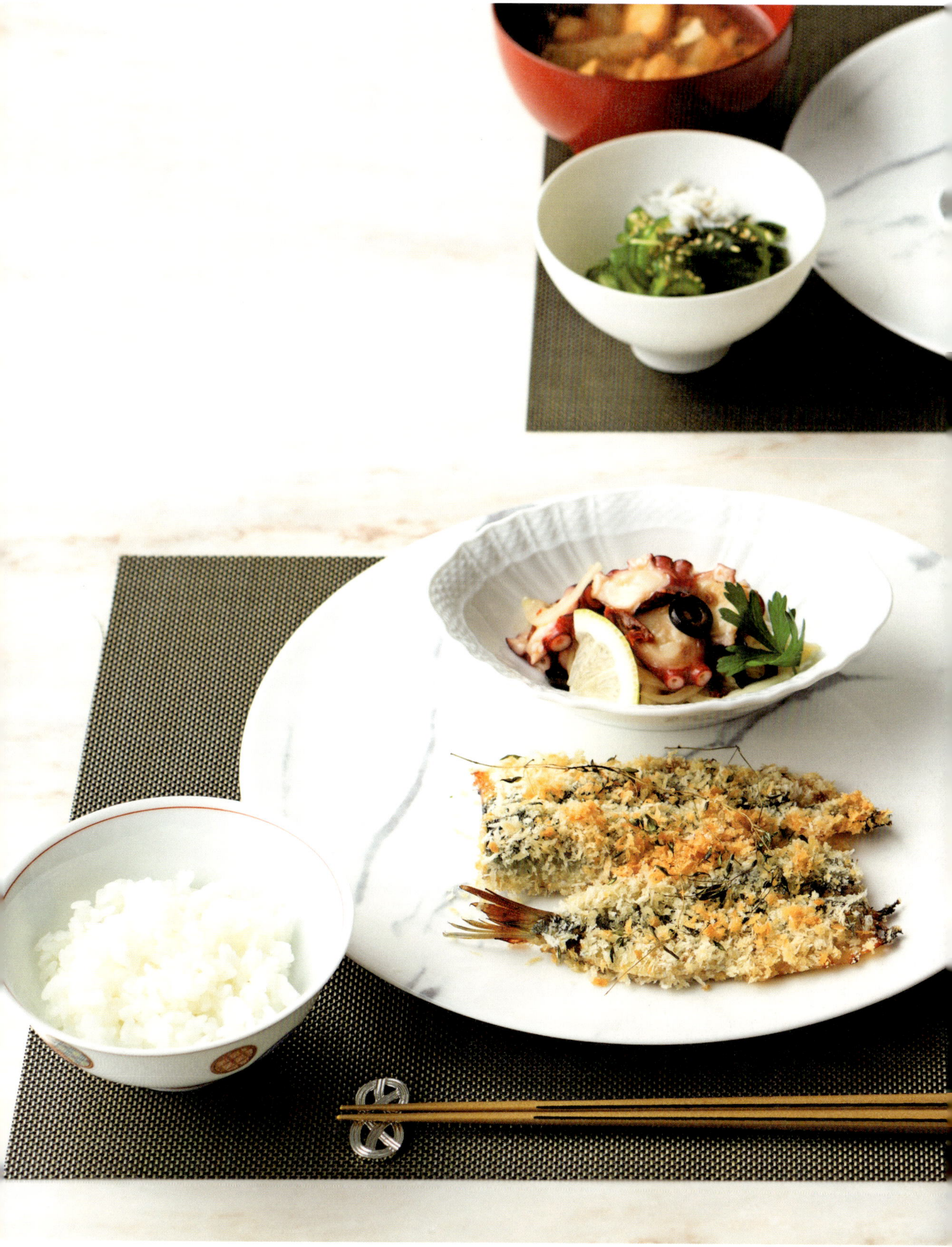

塩麹で下味をつけると、ふっくらとしてうまみもしっかり

いわしの香草焼き

1人分 288kcal
食物繊維 1.0g

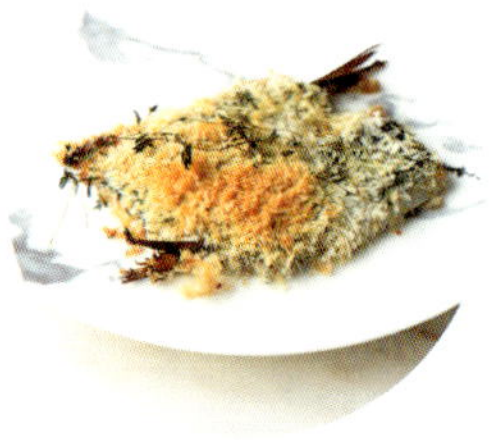

約20分

＊塩麹に10分つけた場合。

材料（2人分）

いわし
（手開きしたもの）……4尾
塩麹……大さじ2
パン粉……2/3カップ
タイム……4～5枚
オリーブオイル
……大さじ1～2

作り方

1 いわしは塩麹をまぶして冷蔵室に10分～ひと晩おく。

2 タイムは葉をつんでパン粉とまぜる。

3 オーブンの天板にオーブンペーパーを敷き、重ならないようにいわしを並べ、2を全体にのせる。なじませるように軽く押さえ、全体にオリーブオイルをかける。

4 あれば飾りにタイムの枝をのせ、220度に予熱したオーブンで12～15分、パン粉に焼き色がつくまで焼く。

ごま油でいためると風味よく、
味がしっかりしみ込みます

焼き大根と油揚げのみそ汁

1人分 99kcal
食物繊維 1.7g

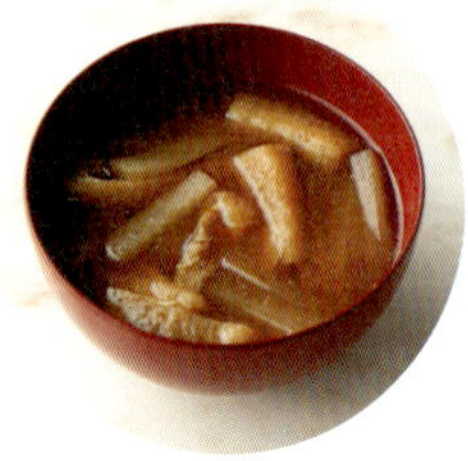

約15分

材料（2人分）

大根……4cm（120g）
油揚げ……1枚
だし……300ml
みそ……大さじ2
ごま油……小さじ1

作り方

1 大根は拍子木切りにし、油揚げは同じくらいの大きさに切る。

2 なべにごま油を熱し、大根をいためる。焼き目がついたらだしを加えて煮る。大根がやわらかくなったら油揚げを加え、みそをとき入れる。

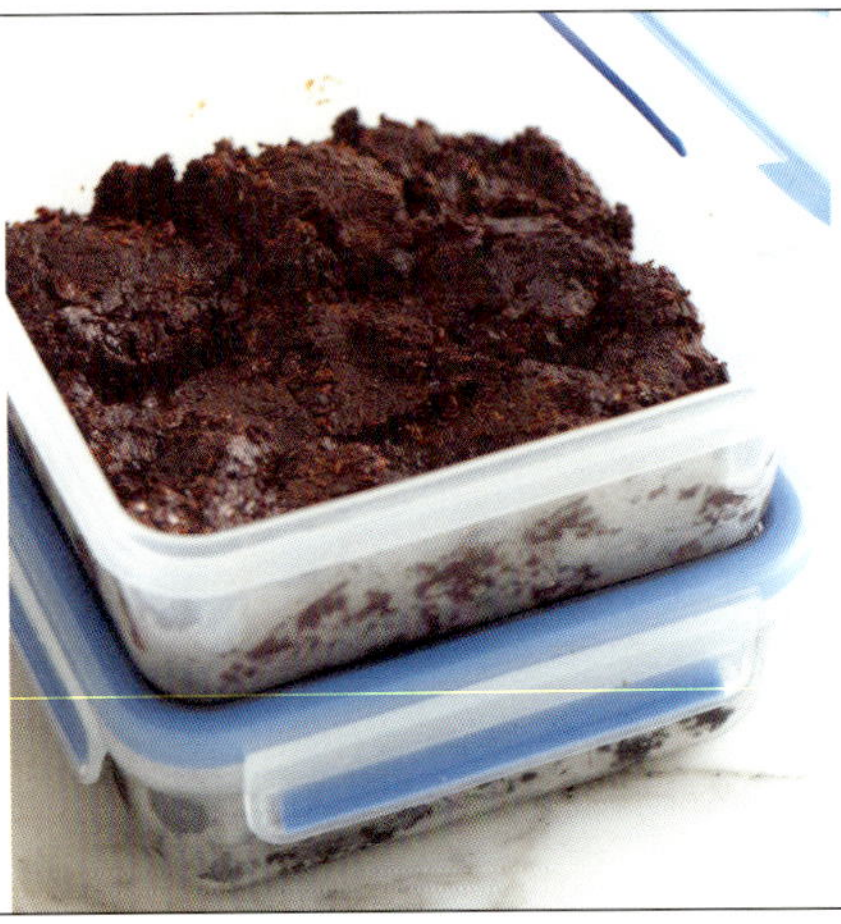

毎年仕込む手作りみそ

おみそは奈良の「やまと・薬膳」オオニシ恭子先生に習い、無農薬栽培大豆、麦麹、海塩で毎年2月に仕込んでいます。昔ながらの作り方なので、塩分は15%とちょっと高め。同じように作っても、毎年できあがりが変わるから不思議です。今年は熟成が進んだのか、八丁みそのような色合いになりました。今はプラスチックの桶で作っていますが、いつかは杉の桶にチャレンジしたいです。

ドライトマトの凝縮したうまみがアクセント

たこのマリネ

1人分 131kcal
食物繊維 1.6g

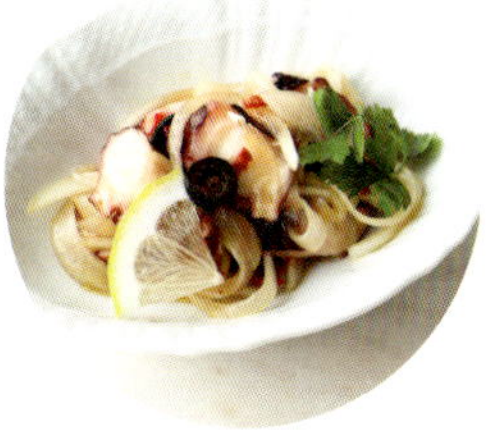

約20分
＊冷蔵室でねかせる時間は除く。

材料（2人分）

ゆでだこ……100g
ドライトマト……10g
玉ねぎ……1/4個
A ブラックオリーブ（スライス）……4～5粒
　オリーブオイル……大さじ1
　にんにくのすりおろし……少々
　塩、こしょう……各適量
レモンのしぼり汁……大さじ1/2

作り方

1 たこは5mm厚さのそぎ切り、玉ねぎは薄切りにする。ドライトマトはぬるま湯でもどして細切りにする。

2 ボウルに1とAをまぜ合わせ、冷蔵室で30分以上ねかせる。

3 仕上げにレモン汁を加えてまぜ、器に盛り、あればレモンとイタリアンパセリを飾る。

多めに作って、残ったら翌日も楽しみます

きゅうりとわかめとしらすの酢の物

全量 156kcal
食物繊維 3.8g

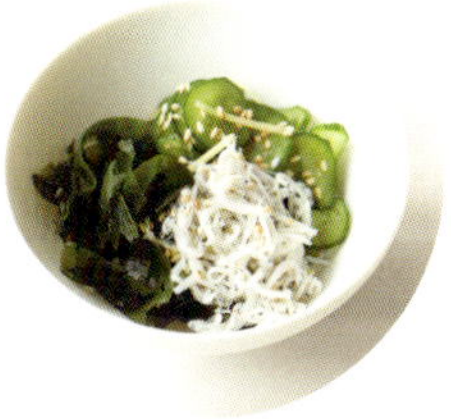

約15分
＊きゅうりを塩水につける時間は除く。

材料（作りやすい分量）

きゅうり……2本
しらす干し……50g
カットわかめ……3g
しょうがの薄切り……3枚
A 米酢……大さじ2
　砂糖……大さじ1
塩……小さじ1
いり白ごま……適量

作り方

1 きゅうりは小口切りにしてポリ袋に入れる。塩を水100mlにとかして加え、空気を抜いて口をしばり、30分以上おく（前日にやっておくと便利）。

2 耐熱容器にAをまぜ合わせ、ラップをかけずに電子レンジで10～20秒加熱し、砂糖をとかす。わかめは水でもどす。しょうがはせん切りにする。

3 きゅうりをざるにあげて水分をしっかりしぼり、Aとしょうがを合わせ、わかめ、しらすとともに器に盛り、ごまを振る。

納豆の食べ方

納豆はいちばん身近な発酵食品。君島家も常備しています。添付のたれもいいですが、ちょっとひと工夫。お気に入りの食べ方をご紹介します。

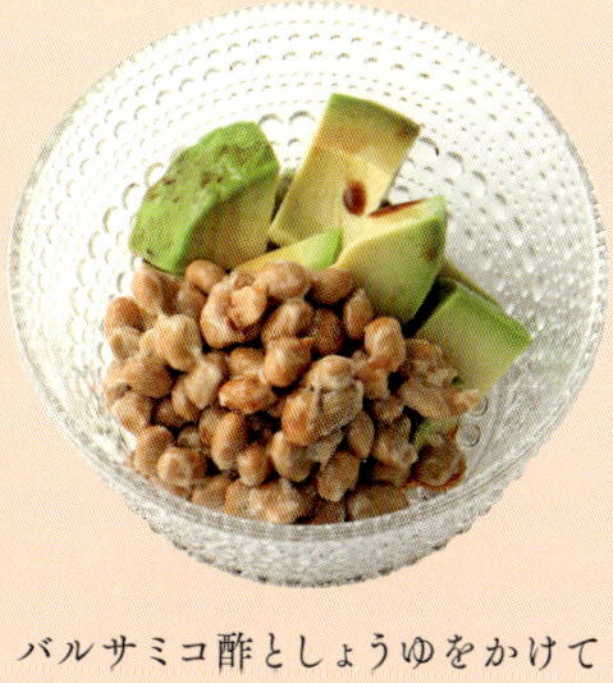

バルサミコ酢としょうゆをかけて
アボカド納豆

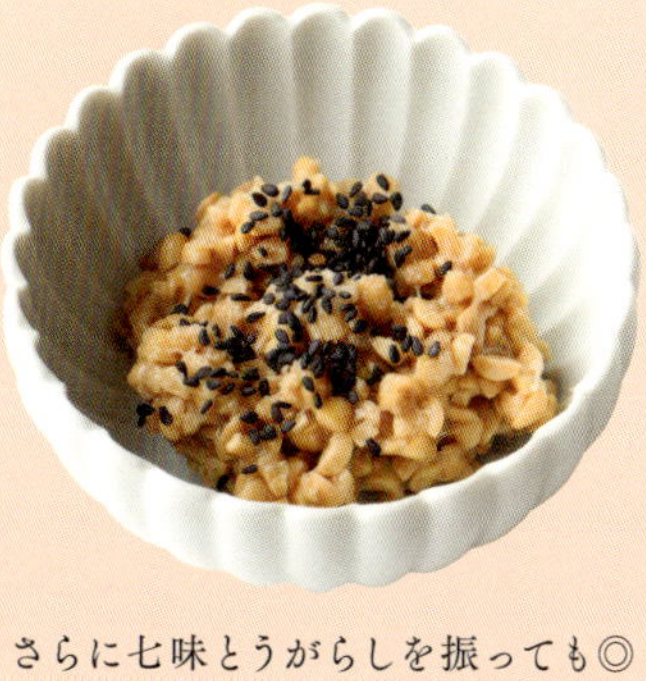

さらに七味とうがらしを振っても◎
ひきわり納豆＋ごま塩

出番の多い副菜3種

副菜は酢の物のほか、香りのよい野菜を使ったあえ物やサラダをよく作ります。

旬の時期の定番。たっぷり使ってあえ物に

クレソンのごまあえ

全量　48kcal
食物繊維　2.9g

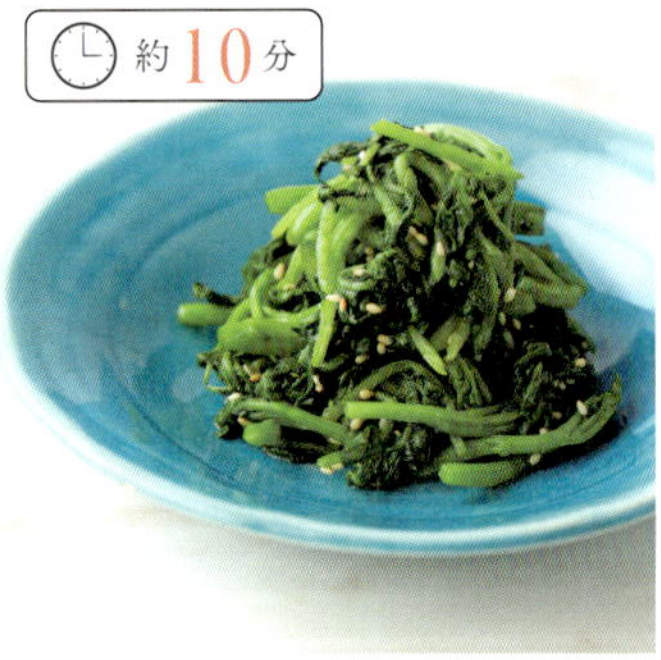

材料（作りやすい分量）

クレソン……5束
塩……少々
A だししょうゆ……小さじ2
　砂糖……小さじ1
　いり白ごま……小さじ1

作り方

1 クレソンはさっと塩ゆでし、ざるにあげる。冷めたら水けをよくしぼってざく切りにする。

2 ボウルに1、Aを入れてあえる。

季節の野菜やきのこを合わせてカラフルに

彩りサラダ

1人分　106kcal
食物繊維　3.8g

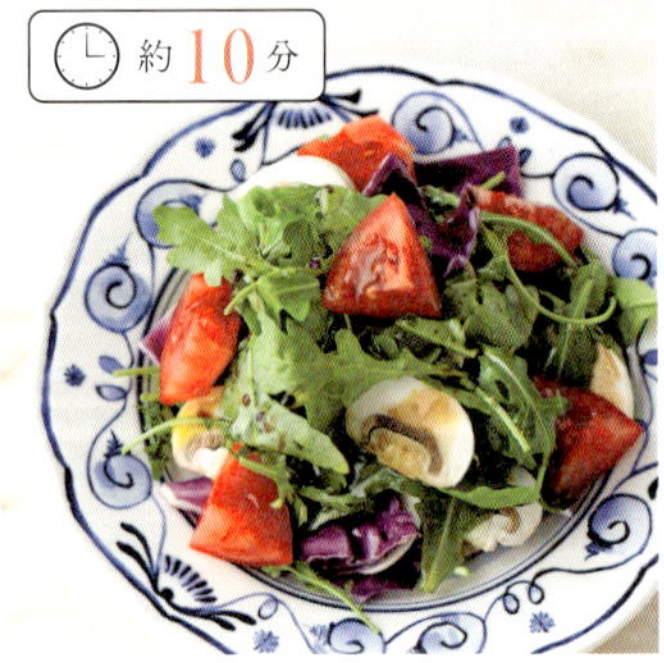

材料（2人分）

ルッコラ……1/2袋
紫キャベツ……2～3枚
ホワイトマッシュルーム
　……3～4個
トマト……小1個
オリーブオイル、
　バルサミコ酢、塩、
　こしょう……各適量

作り方

1 ルッコラ、紫キャベツは食べやすい大きさに手でちぎる。マッシュルームは薄切り、トマトは1.5cm大に切る。

2 1を合わせて器に盛り、オリーブオイル、バルサミコ酢、塩、こしょうをかける。

クレソンを加えて香りよく。全体をあえてもOK

キャベツとクレソンのコールスロー

1人分　81kcal
食物繊維　1.5g

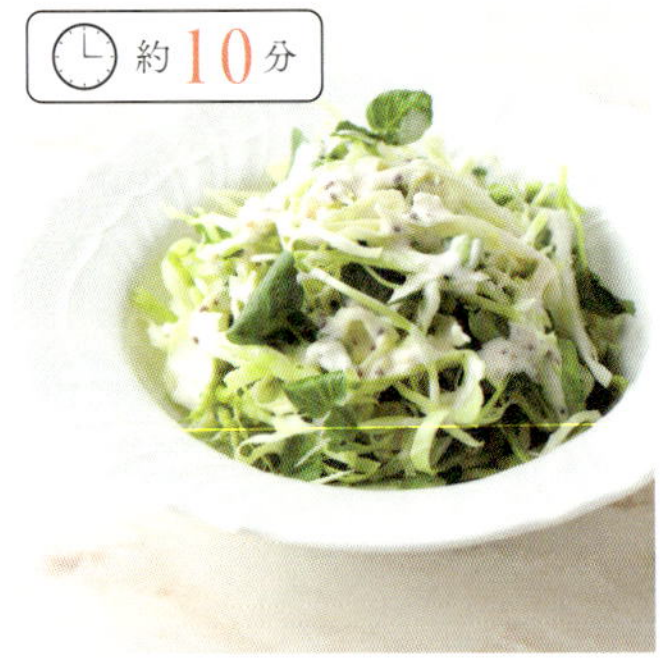

材料（2人分）

キャベツ……1/8個
クレソン……1～2束
A プレーンヨーグルト……大さじ2
　マヨネーズ、甘酒……各大さじ1
　玉ねぎのすりおろし……大さじ1
　粒マスタード……大さじ1/2
　塩……小さじ1/3
　こしょう……少々

作り方

1 ボウルにAを入れてよくまぜ合わせる。

2 キャベツはせん切り、クレソンは手でちぎってまぜ合わせ、器に盛り、1をかける。

おみそ汁3種

一日1回はいただくおみそ汁。具のバリエーションは無限です。

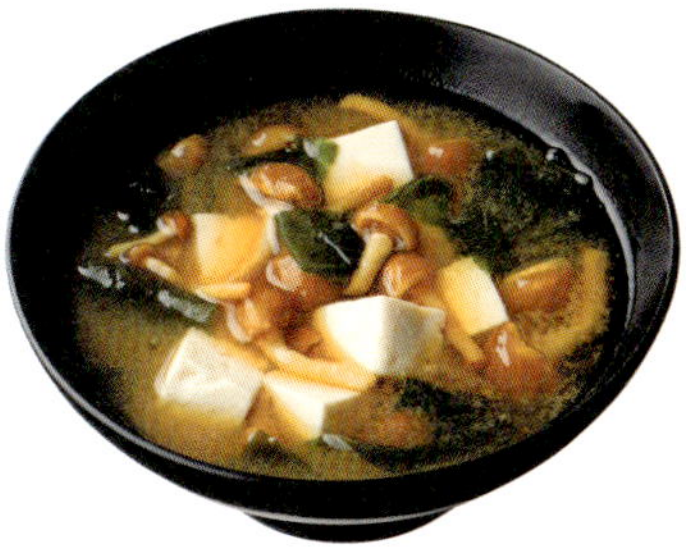

約10分

いちばんよく作るのは、
長年親しんだ組み合わせ

なめこ＋わかめ＋とうふ

1人分 78kcal
食物繊維 2.3g

材料（2人分）

なめこ……1/2袋
カットわかめ……2つまみ
木綿どうふ……100g
だし……300ml
みそ……大さじ2

作り方

1 なめこは水でさっと洗う。とうふはさいの目に切る。

2 なべにだしとなめこを入れて火にかけ、煮立って1分ほどたったらみそをとき入れ、とうふとわかめを加える。

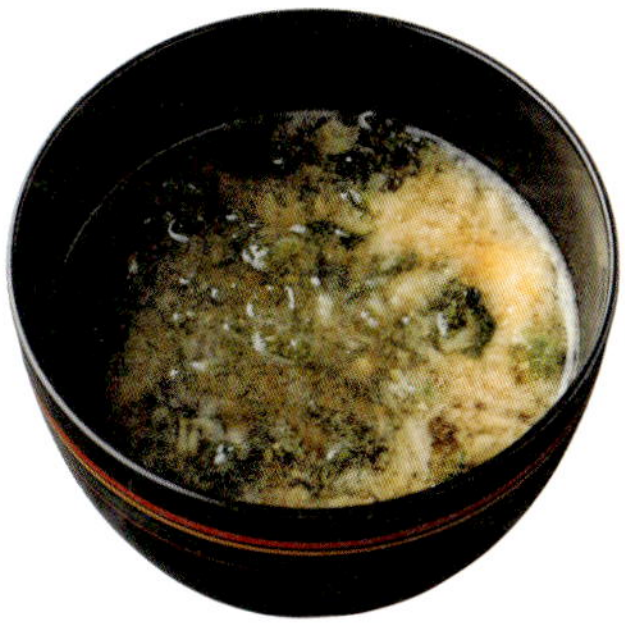

約5分

お椀のなかで完成する、簡単おみそ汁

長いも＋あおさ

1人分 44kcal
食物繊維 1.1g

材料（2人分）

長いものすりおろし……50g
あおさ……1つまみ
だし……250ml
みそ……大さじ1と1/2

作り方

1 椀に長いもとあおさを入れる。

2 なべにだしを入れて火にかけ、煮立ったらみそをとき入れて1に注ぐ。

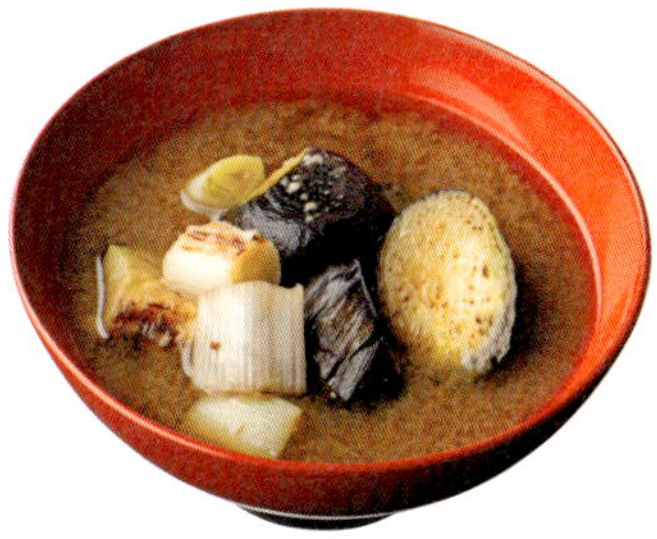

約15分

ごろんと大ぶりに切って、
香ばしく焼きつけます

焼きなす＋ねぎ

1人分 75kcal
食物繊維 2.8g

材料（2人分）

なす……2個
ねぎ……1/2本
だし……300ml
みそ……大さじ1と1/2
ごま油……大さじ1/2

作り方

1 なすは乱切りに、ねぎは2cm長さに切る。

2 なべにごま油を熱し、1をいためる。焼き色がついたらだしを加え、煮立ったらみそをとき入れる。

十和子さんの
腸活ごはん1週間

外食などを考慮して、およそ1週間で食事のバランスをとっています。ストレスをためないように好きなものも楽しみたい。私なりのちょっとしたコツもご紹介します。

Monday

朝

定番の朝ごはん

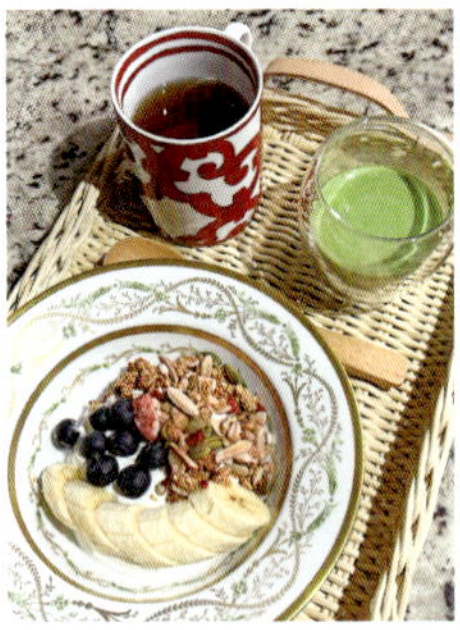

ヨーグルトの上にグラノーラ、バナナ、ブルーベリーをのせて。アーモンドミルク＋朝汁（93ページ）、ハーブティーを添えて。

昼

自宅でちゃちゃっとランチ

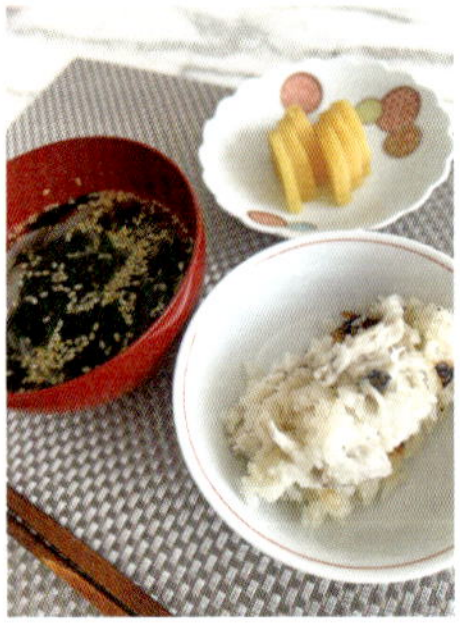

いただきもののさわらのみそ漬けをアレンジした炊き込みごはんの残りに、玉ねぎとわかめのお吸い物、たくあんを添えて。

おやつ

お気に入りドリンクでリフレッシュ

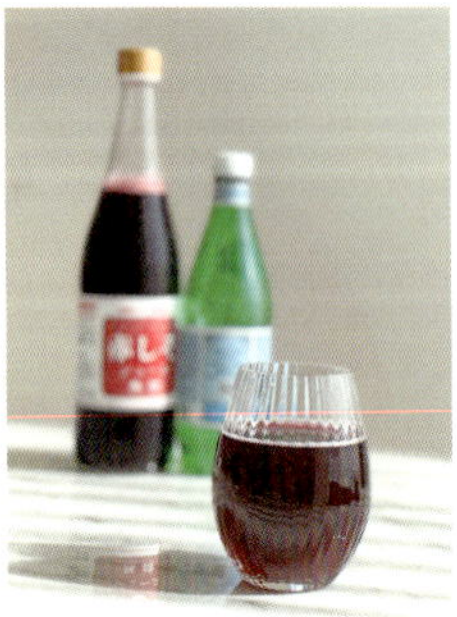

「赤しそジュース（81ページ）」をソーダ割りにして。

夕

家ごはんは野菜たっぷりが基本

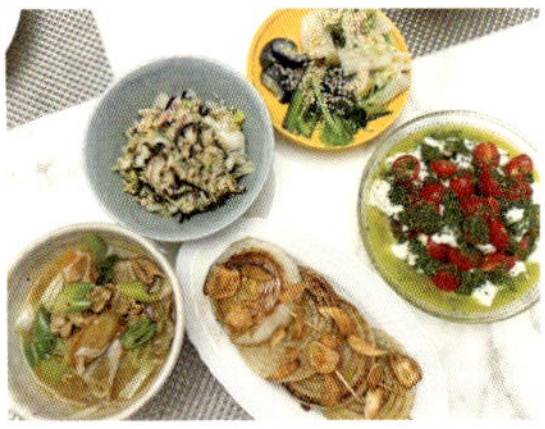

玉ねぎステーキ、具だくさん豚汁、白菜とツナの塩昆布あえ、トマトのカプレーゼ、お漬け物。

Tuesday

朝

出社前にお目覚めコーヒー

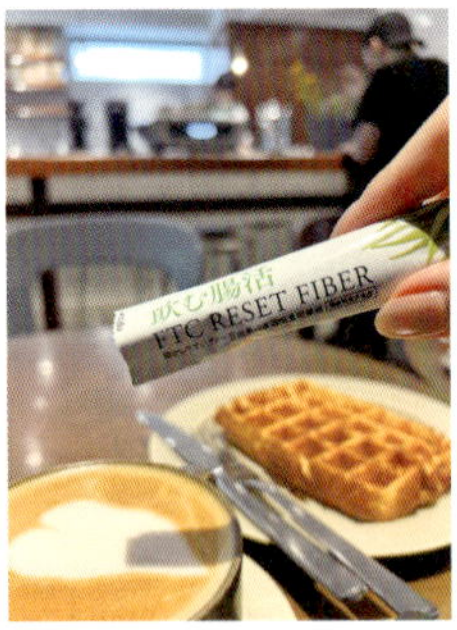

職場近くのカフェにて、ワッフルとカフェラテ。リセットファイバー（93ページ）を入れて。

昼

自宅に戻り、軽めのランチ

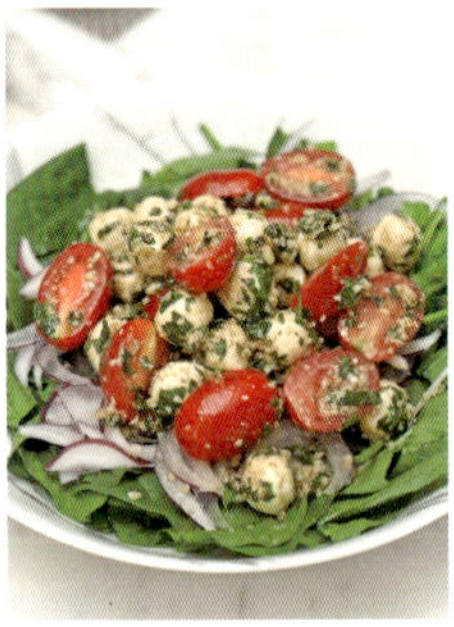

主菜になるサラダ（サラダほうれんそう、アーリーレッド、ミニトマト、モッツァレラ）にバジルソースをかけて。

おやつ

さつまいもで手作りスイーツ

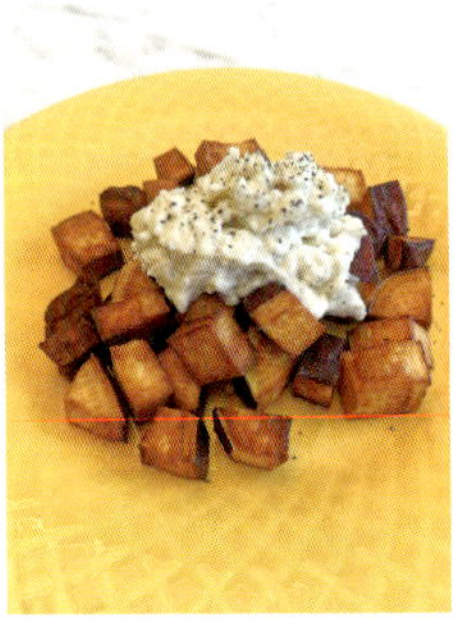

余りがちなさつまいもを少量の油で揚げ焼きに。はちみつをまぜたクリームチーズソースをかけ、黒こしょうを振って。

夕

今日も野菜が主役！

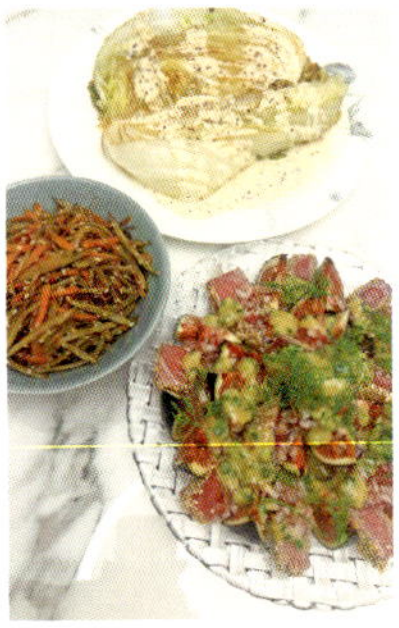

白菜のまるごと焼きのマスタードクリームソースがけ、きんぴらごぼう。まぐろのごま油マリネをいちじくとあえ、フレンチドレッシングをかけて。

Wednesday

こちらも定番の組み合わせ

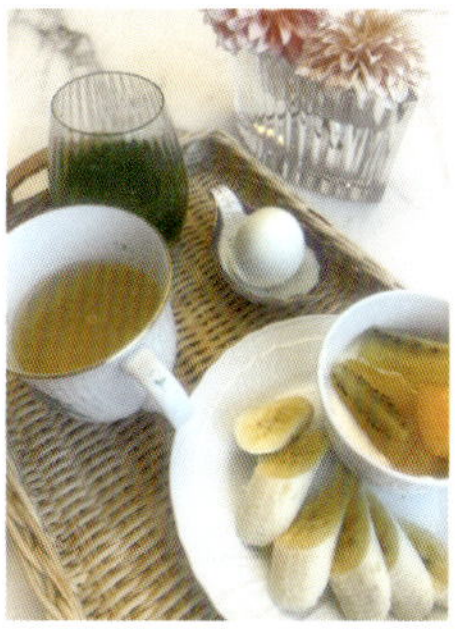

ヨーグルトのキウイのせ、バナナを添えて。ゆで卵、朝汁、ハーブティー。

サンドイッチの差し入れ

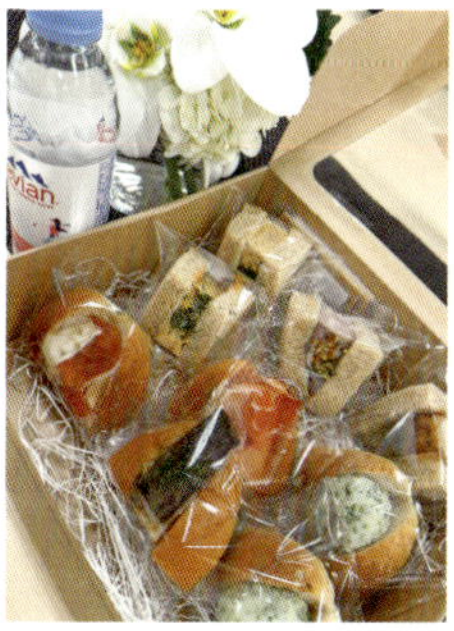

雑誌の撮影で用意していただいたおしゃれなサンドイッチ。カツやパテがはさんであって、ボリューム満点！

いい緊張感をキープ

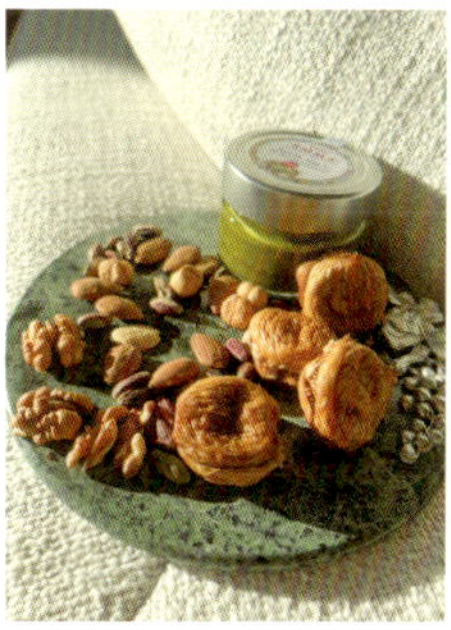

「ナッツやドライフルーツ」でエネルギー補給して、次の撮影へ。

よく動いた日はお肉をメインに

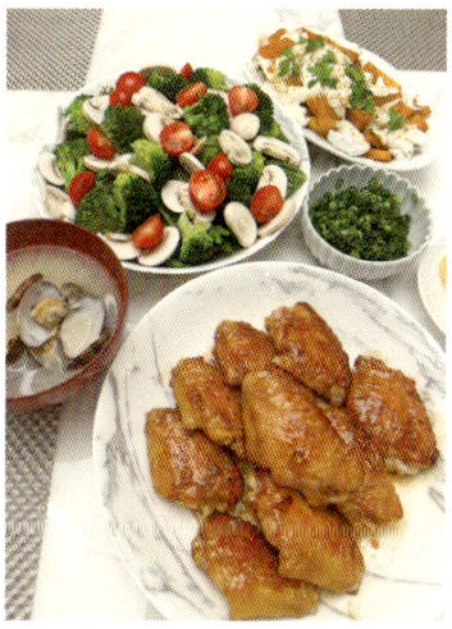

鶏手羽の甘辛焼き、ブロッコリーとトマトとマッシュルームのサラダ、かぼちゃのカプレーゼ、しじみのおみそ汁。

Thursday

冷蔵庫にあるもので簡単に

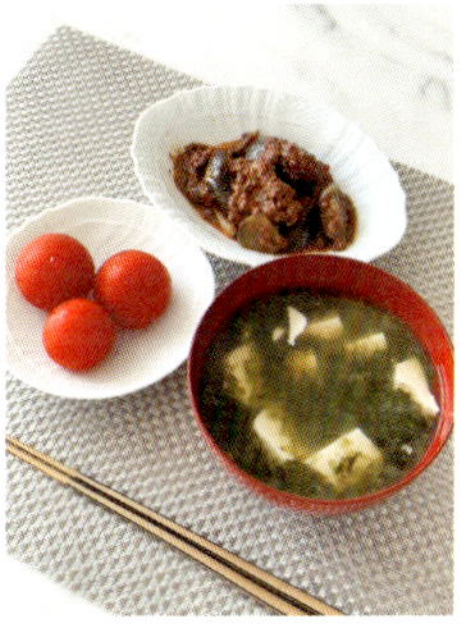

とうふとあおさのおみそ汁、マーボーなす、フルーツトマト。

お気に入りのカフェでランチ

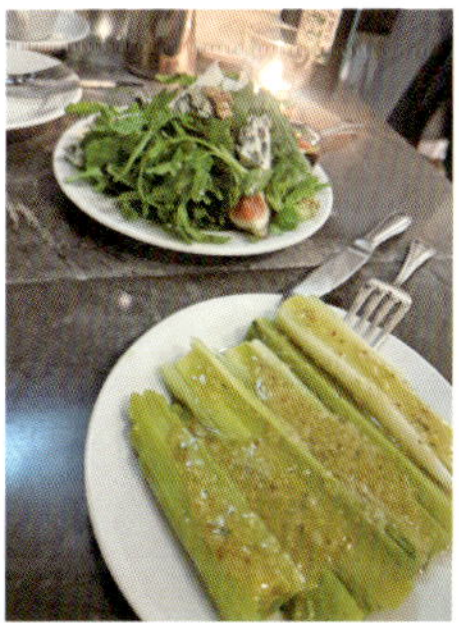

ポロねぎのロースト、ルッコラといちじくのサラダ。外食も野菜を意識！

季節のフルーツのスイーツ

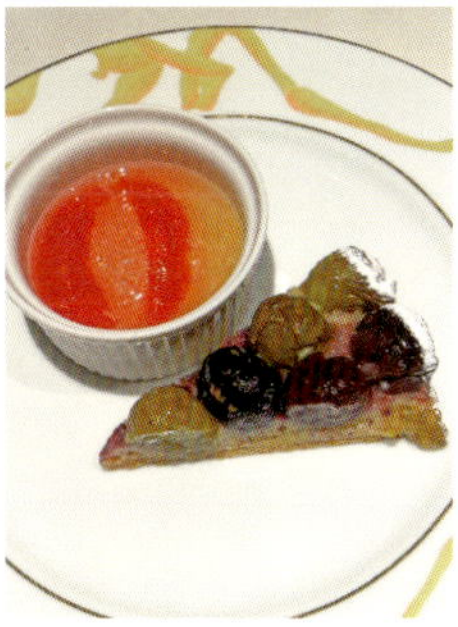

季節ごとに登場するスイーツは毎年のお楽しみ。巨峰のタルトとグレープフルーツのコンポート。

腸活食材を意識した夕ごはん

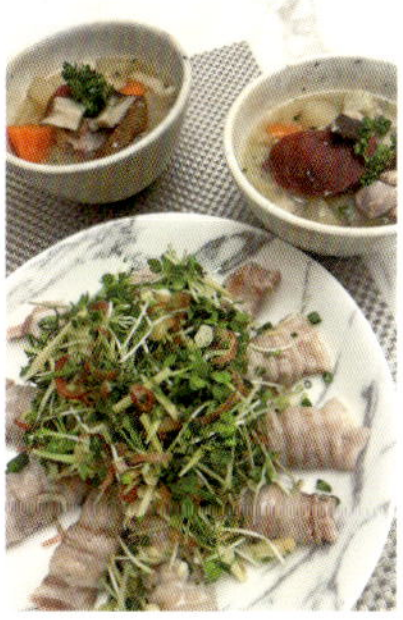

スイーツをいただいた日は特に食物繊維を意識。白みその腸活ポトフ(30ページ)、豚のレンチンロールに香草たっぷり万能薬味とポン酢しょうゆをかけて。

外食やスイーツを楽しむときは、前後のごはんで調整しています。運動も心がけて！

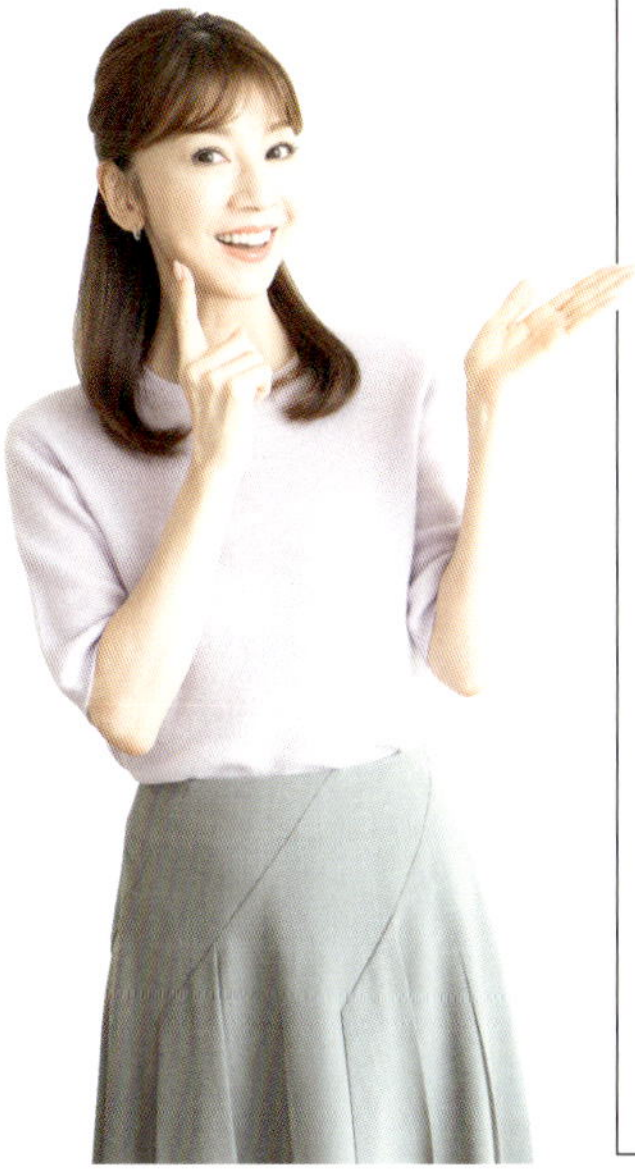

Saturday | Friday

朝

撮影前の軽めの朝ごはん

ゆで卵、ヨーグルト、フルーツトマト、魚のだしからとった栄養スープ、朝汁。

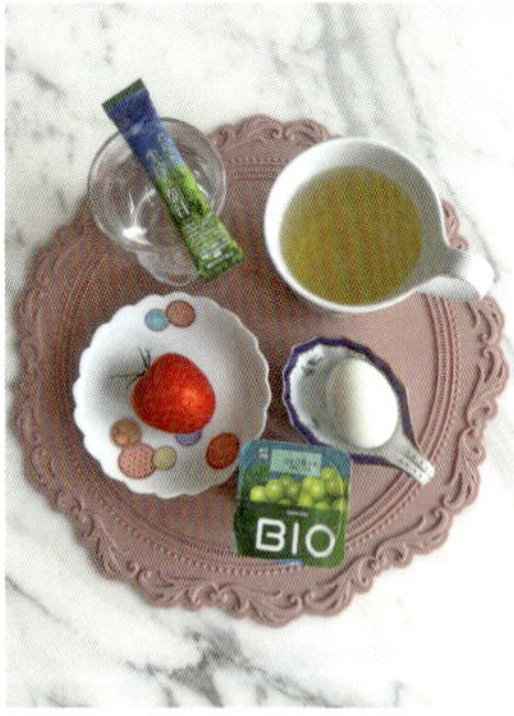

週末はゆったり朝ごはん

トーストにアボカドディップを塗り、きのこのソテーをのせて。ゆで卵添え。

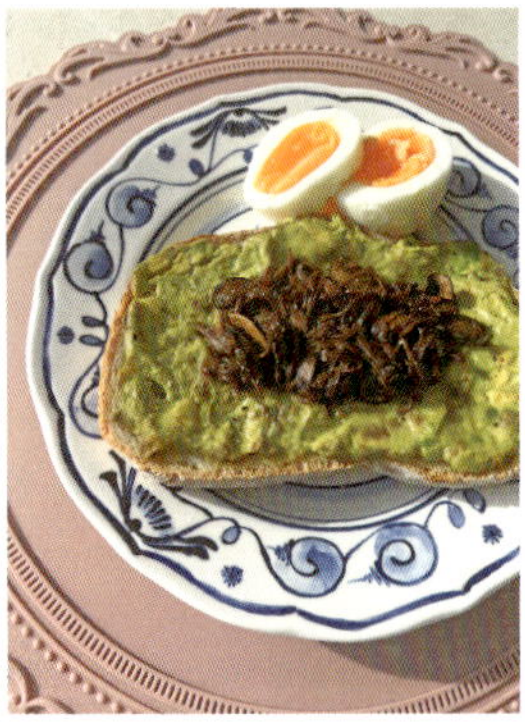

昼

お野菜たっぷりのロケ弁

美容雑誌撮影でのランチは、雑穀米に色とりどりの野菜がのったカラフルヘルシーどんぶり。

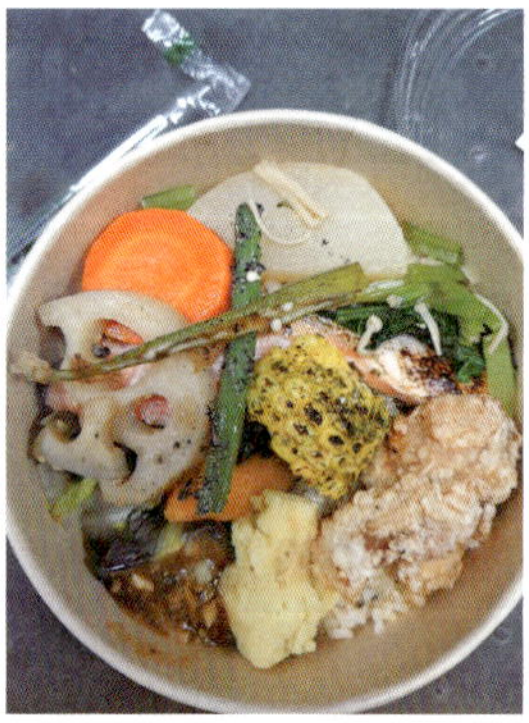

外食前のランチは控えめに

家にあるもので腸活五色納豆（主人はごはんにのせて丼にしていました）。

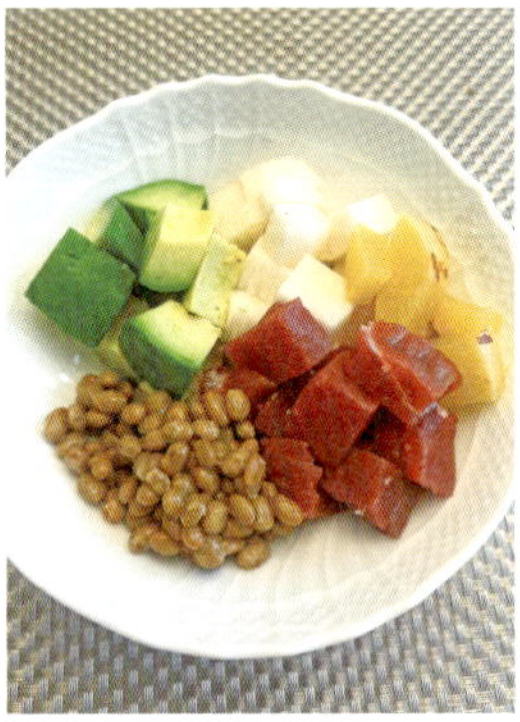

おやつ

オフィスにてひと息

お気に入りのハーブティーとクッキー、チョコレート。甘いもので、午後もうひと踏ん張り。

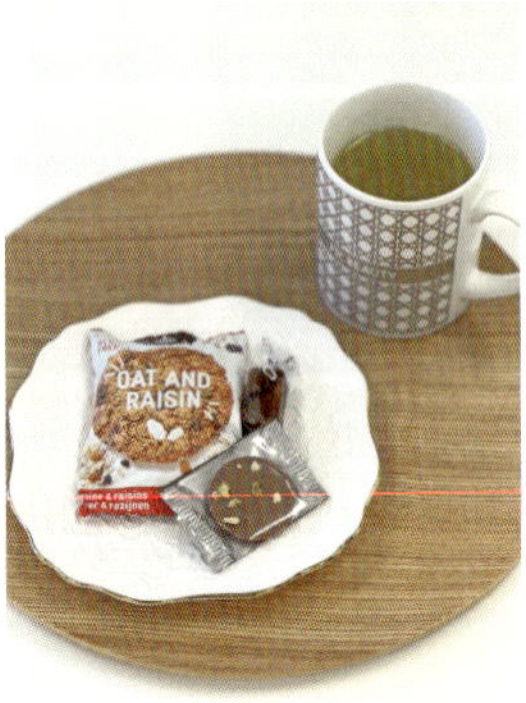

季節のスイーツ第2弾！

都内人気のカフェにて友人と。和栗のモンブラン、美しいカフェラテとともに。

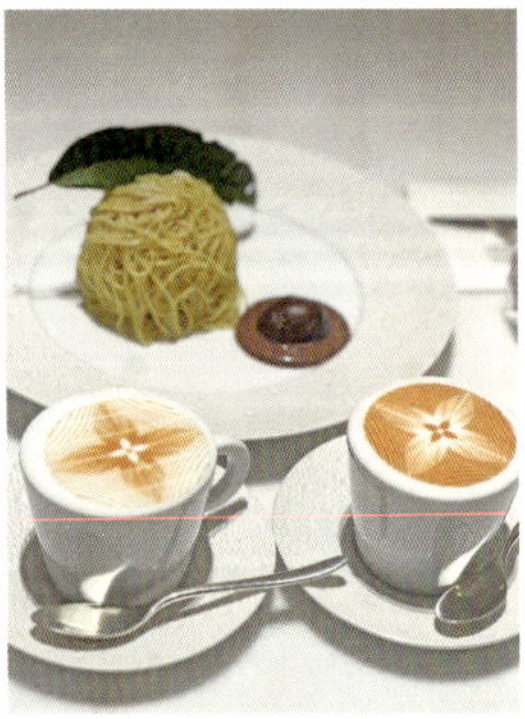

夕

お肉とお魚、野菜をバランスよく

鶏とまいたけのマスタードソースいため、ズッキーニと生ハムのシーザー風、まぐろとクレソンのサラダ、玉ねぎと三つ葉とわかめのおみそ汁。

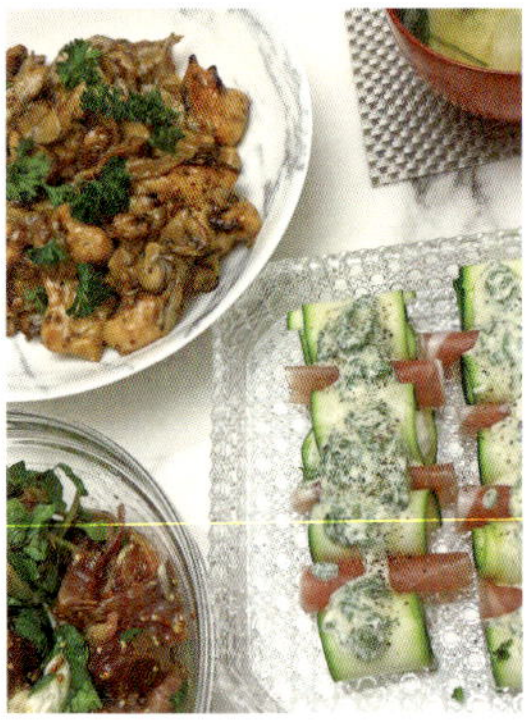

外食はみんなで楽しめるものを

お魚が食べたい日だったので、季節のお刺し身の盛り合わせや金目鯛の干物など。おいしくいただきました。

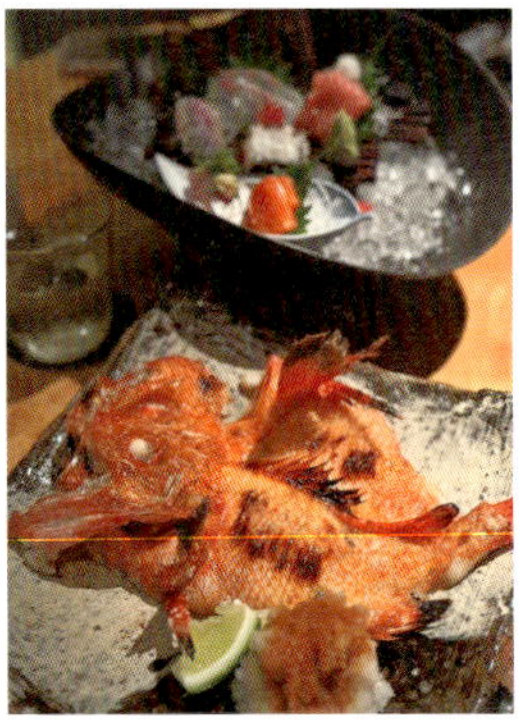

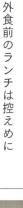

Sunday

外食翌日の朝食は軽めに

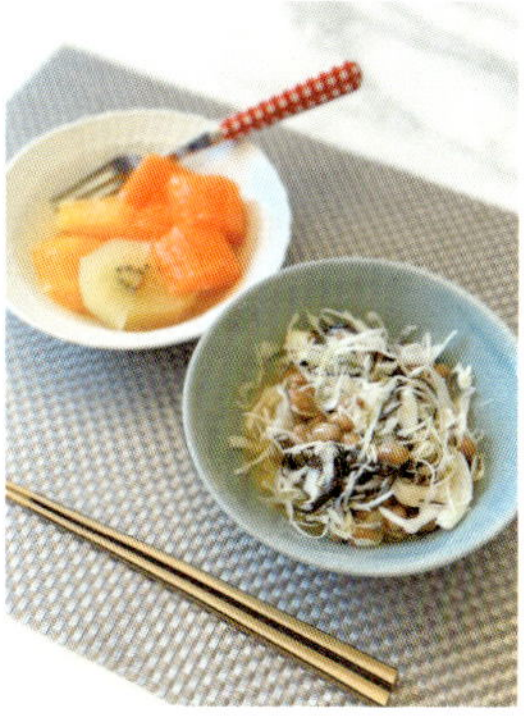

起きてすぐではなく、外食後14時間後くらいを目安に。フルーツの盛り合わせ、キャベツのせん切りともずく入りの納豆。

野菜たっぷりランチ

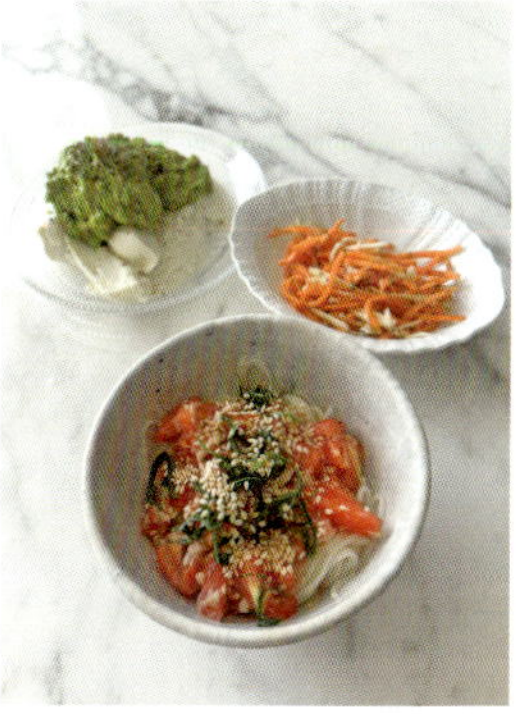

半田そうめんをカペッリーニ風に、トマト、しょうが、青じそをのせて。とうふのアボカドディップのせ、えのき入りキャロットラペ。

前日、外食が重めだったのでこの日のおやつはなしに。

食べすぎた翌日の夕食

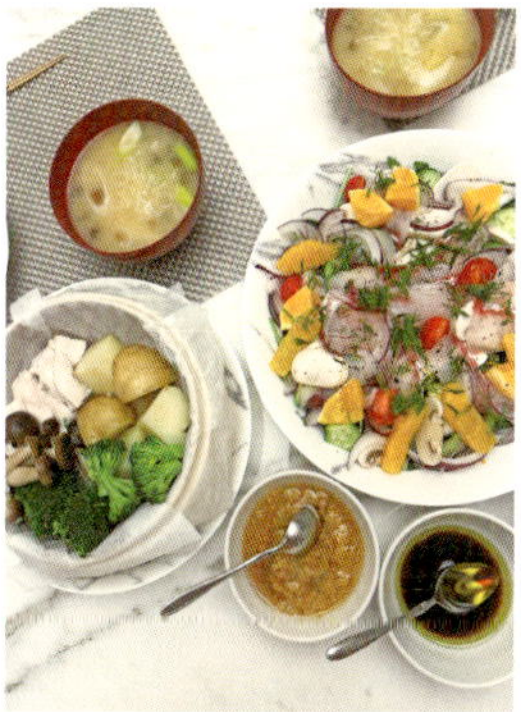

せいろで蒸した野菜にごまみそソースをかけて。白身魚のサラダプレート、バルサミコドレッシング。なめことねぎのおみそ汁。

食べ方のコツ

ストレスをためない食事法

自宅では季節のお野菜を中心に、工夫しながら日々の腸活ごはん作りを楽しんでいます。でも、たまには外食や大好きなスイーツも楽しみたい。我慢するとかえってストレスがたまる気がするので、量を調節したり、油分や糖分が控えめのものを選んだりして、食べることを楽しみます。うっかり食べすぎてもポジティブに。腸と脳はつながっていますから、「食べすぎちゃった、どうしよう」ではなく「今日はおいしいものに出合えて幸せだった」と考えて、翌日から調整します。

自分のベストな状態を見極める

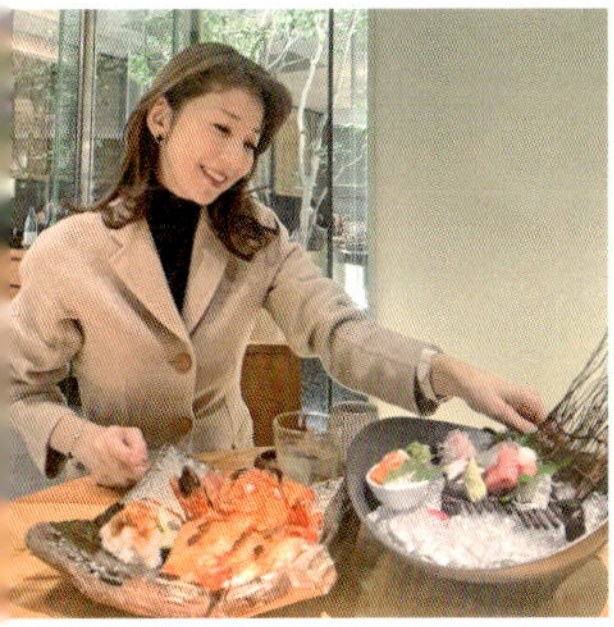

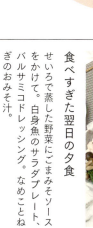

外食のあと、胃腸を休めるためにも私は14時間くらいあけて次の食事をとるようにしています。あける時間は年代によって変化があって、体の状態を見つつ調整しています。腸活は食事だけでなく、睡眠や運動も大事ですから、ご自身の生活サイクルの中で「このぐらいだと調子いいな」と感じるベストな方法を見つけていくといいかなと思います。

Part 2

腸活クッキングライフ 人気レシピ10

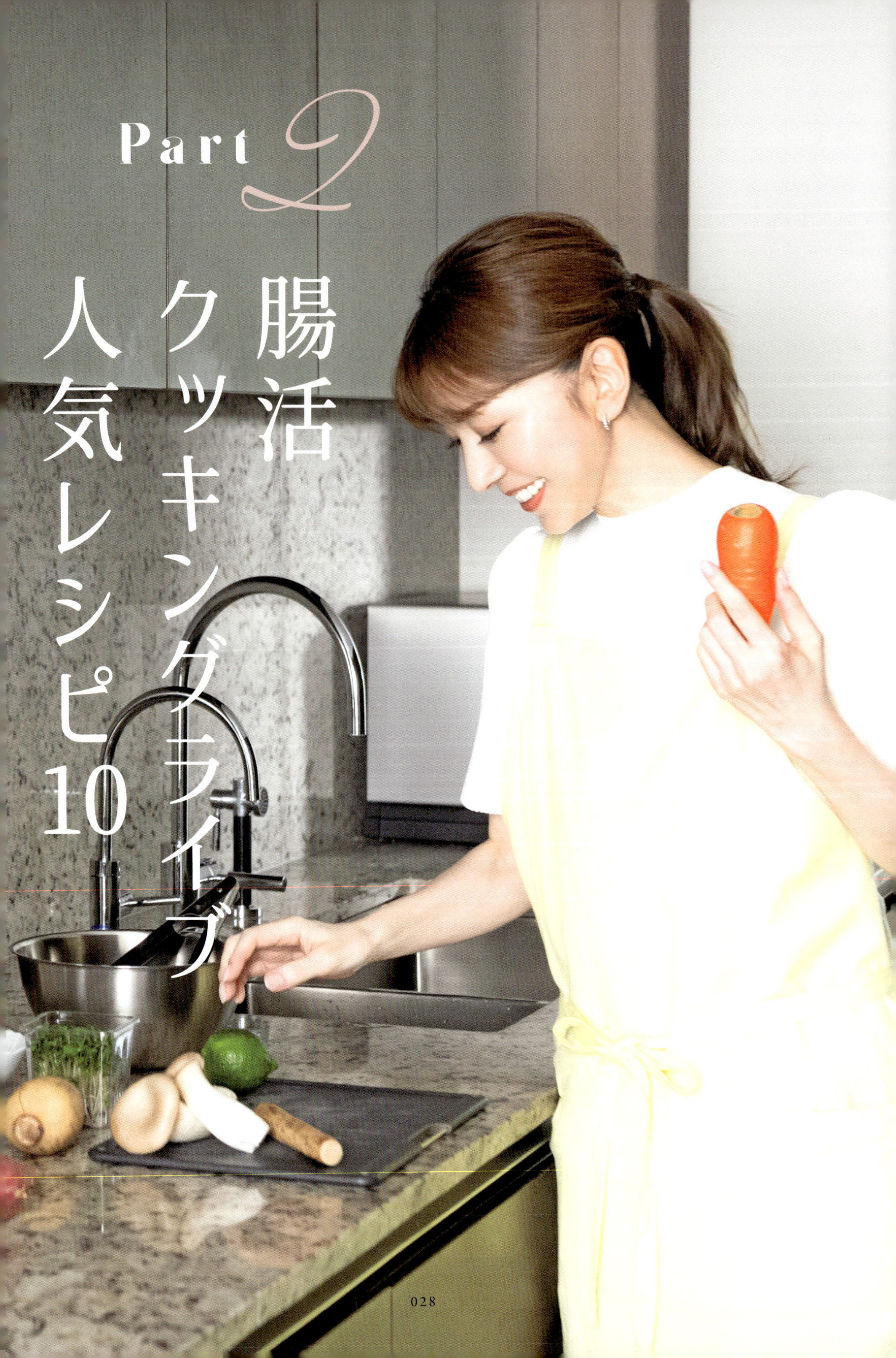

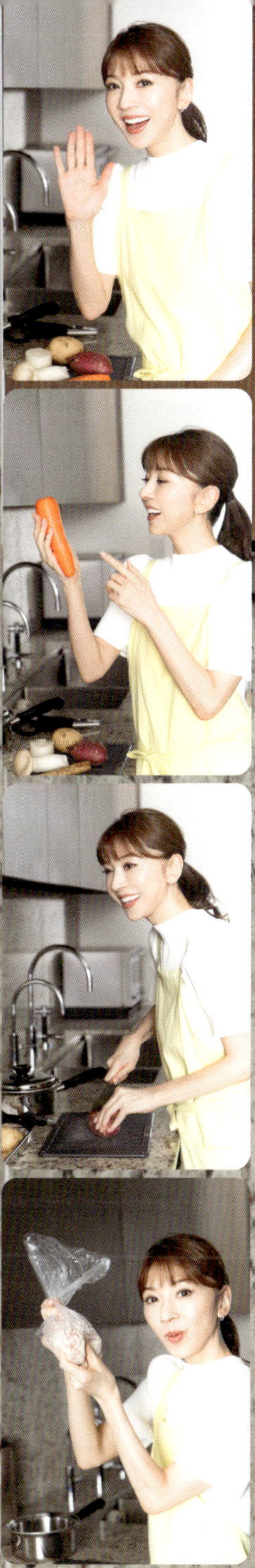

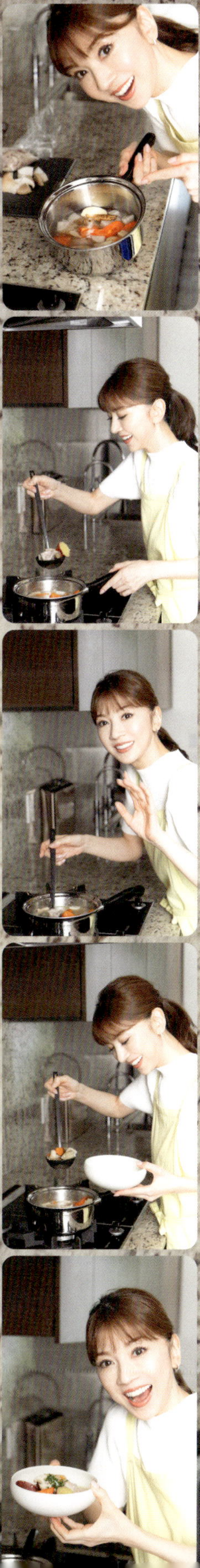

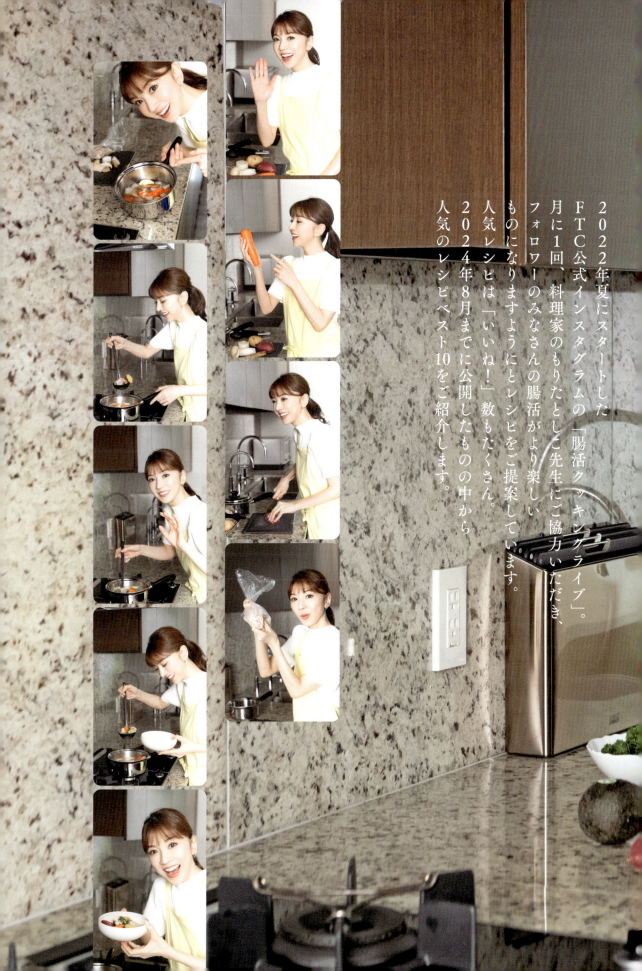

2022年夏にスタートした
FTC公式インスタグラムの「腸活クッキングライブ」。
月に1回、料理家のもりたとしこ先生にご協力いただき、
フォロワーのみなさんの腸活がより楽しい
ものになりますようにとレシピをご提案しています。
人気レシピは「いいね！」数もたくさん。
2024年8月までに公開したものの中から
人気のレシピベスト10をご紹介します。

人気 no.1

白みその腸活ポトフ

白みそと塩麹、2つの発酵調味料を使った和風のポトフです。
白みそのまろやかな甘さ、塩麹のやさしい味わいが、
食材本来の味やコクを引き立たせてくれます。

1人分 198kcal 食物繊維 3.8g

材料（2〜3人分）

鶏もも肉……150g
れんこん……80g
にんじん……80g
ごぼう……50g
大根……80g
さつまいも……50g
エリンギ……50g
塩麹……大さじ2
固形コンソメ……1個
白みそ……大さじ1と1/2
パセリのみじん切り……小さじ1

作り方

1 鶏肉は一口大に切ってポリ袋に入れ、塩麹を加えてもみ込み、空気を抜いて口をしばり、冷蔵室に半日ほどおく。

2 れんこんは1cm厚さの半月切り、にんじん、ごぼうは一口大の乱切り、大根は1.5cm厚さのいちょう切りにする。さつまいも、エリンギは大きめの一口大に切る。

3 なべにエリンギ以外の2と水700mlを入れて火にかける。煮立ったら弱めの中火にし、5分ほど煮たら1の鶏肉を塩麹ごと加え、固形コンソメも加えて野菜がやわらかくなるまで中火で煮る。

4 エリンギを加えてさらに1分ほど煮たら、煮汁をおたま1杯分ボウルなどにとり、白みそを加えてよくまぜてとかし、なべに加えて全体になじませる。器に盛り、パセリをのせる。

point

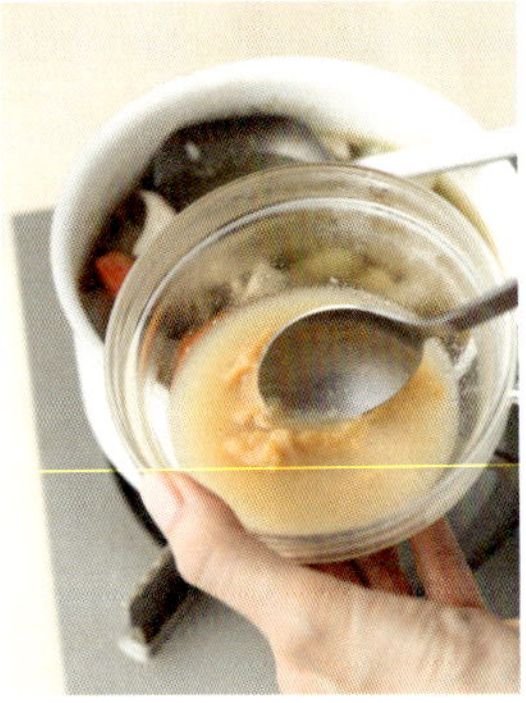

白みそは汁でのばしてから加えることで全体に手早くなじみ、きれいに仕上がります。

point

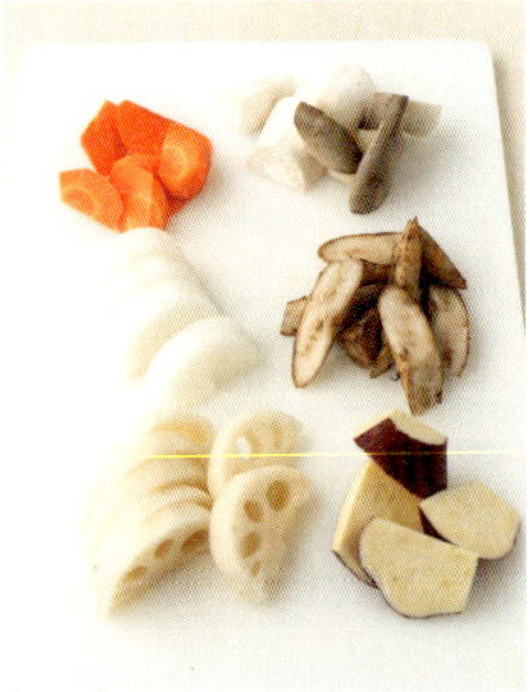

野菜はゴロッと存在感を出し、しっかりかんで味わえるように少し大きめに切ります。

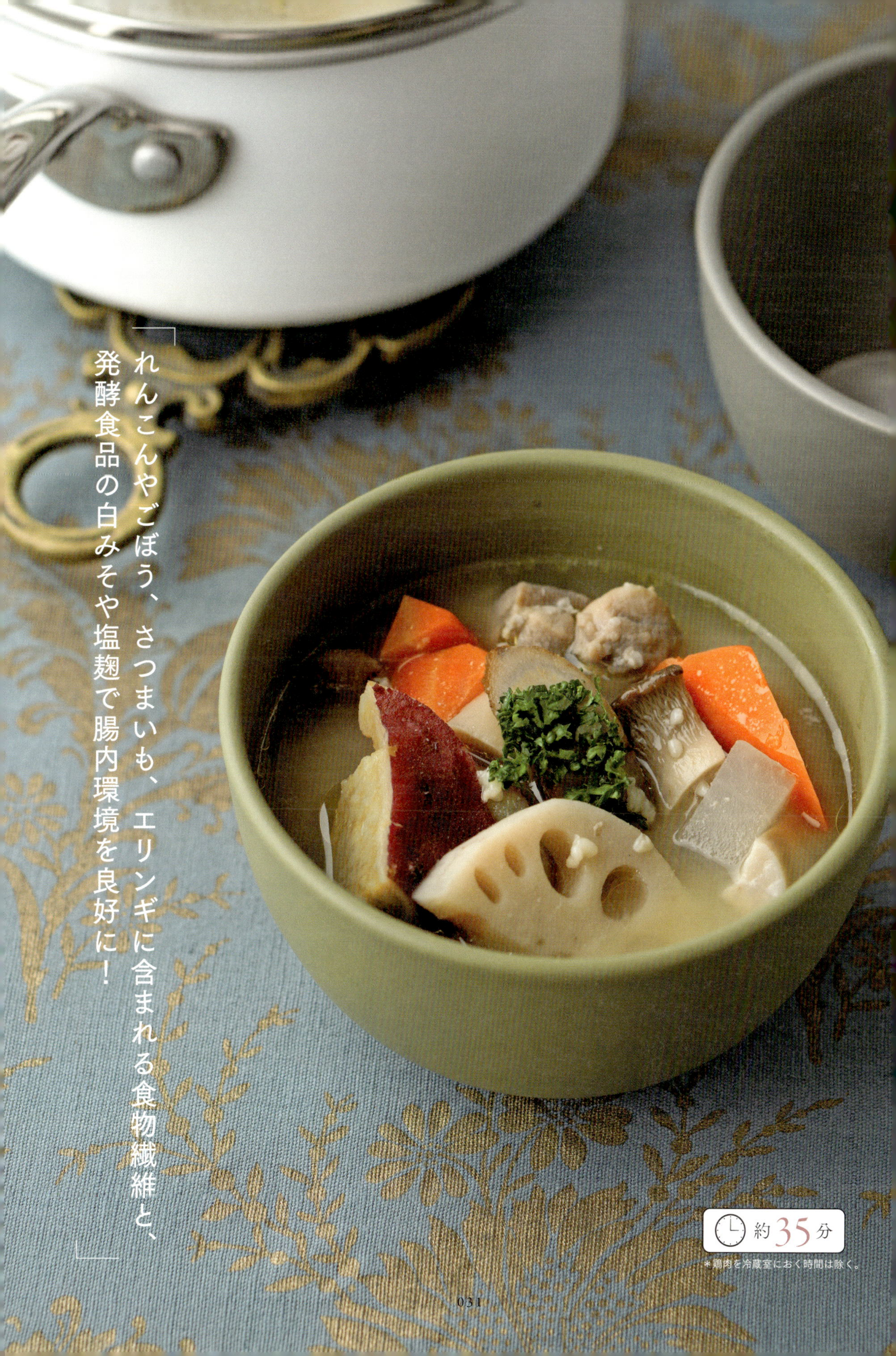

「れんこんやごぼう、さつまいも、エリンギに含まれる食物繊維と、
発酵食品の白みそや塩麹で腸内環境を良好に！」

約35分

＊鶏肉を冷蔵室におく時間は除く。

人気 no.2

お野菜たっぷり 腸活手鞠寿司

実は具材を工夫することで、
お寿司でも腸活ができるんです！
こちらは彩りよく9種類ですが、
すべて作るのは大変なので、
3種類などでもかわいくできます。
お好みの具材でどうぞ。

1人分 655kcal　食物繊維 4.2g

基本の寿司飯（手鞠寿司約20個分）

酢大さじ4、砂糖大さじ2、塩小さじ1をよくまぜてとかし、炊きたてのごはん2合分に加えてしゃもじで切るようにまぜる。好みでいり白ごま大さじ2をまぜても。

材料（各1個分）と作り方

【こはだ手鞠】

こはだの酢じめ1枚は半分に切り、皮が下になるようにラップに並べ、直径3cmのだんご状にした寿司飯をのせ、こはだをごはんに密着させるように包む。

＊魚はままかり、しめさば、しめあじでもOK！

【きゅうり＆イクラ手鞠】

長さ5cmのきゅうりを縦半分に切ってから5〜6枚の薄切りにする。ラップの上に放射状に並べ、直径3cmのだんご状にした寿司飯をのせ、きゅうりをごはんに密着させるように包む。ラップをはがし、イクラのしょうゆ漬け5粒をトッピングする。

【キムチ手鞠】

味が薄めの白菜キムチを、キッチンペーパーで汁けをふいてラップに広げ、直径3cmのだんご状にした寿司飯をのせ、ごはんに密着させるように包む。ラップをはがし、赤とうがらしの小口切り少々をトッピングする。

【アボカド手鞠】

ラップの上にアボカドの薄切り3切れ（レモンのしぼり汁をかけると変色しづらい）をずらして並べ、直径3cmのだんご状にした寿司飯をのせ、アボカドをごはんに密着させるように包む。ラップをはがし、小さく切ったレモンを飾る。

【甘酢みょうが＆スプラウト手鞠】
【甘酢ラディッシュ＆オクラ手鞠】

1 酢50mlに砂糖大さじ1、塩3つまみをまぜてとかし、甘酢を作る。

2 ラディッシュ2〜3個は薄切りにしてボウルに入れ、甘酢大さじ1をかけて1時間ほど漬ける。

3 なべに湯を沸かし、みょうが3個を入れて1分ほどゆでる。ざるにあげ、残りの甘酢とともにポリ袋に入れ、空気を抜いて口をしばり、1時間ほど漬ける。

4 みょうがの外側から順に数枚はがして余分な水けをふきとり、ラップの上に並べ、直径3cmのだんご状にした寿司飯をのせ、みょうがをごはんに密着させるように包む。ラップをはがし、小さくカットしたブロッコリースプラウトを飾る。

5 ラディッシュは余分な水けをふきとり、ラップの上にずらしながら円形に並べ、直径3cmのだんご状にした寿司飯をのせ、ラディッシュをごはんに密着させるように包む。ラップをはがし、ゆでて輪切りにしたオクラをのせる。

【なす＆しょうが手鞠】

薄めの輪切りにしたなす2枚を、米油少々でしんなりするまで両面焼き、器にとり出してしょうゆ少々をかける。あら熱がとれたら余分な水けをふきとり、ラップの上に少し重ねて並べ、直径3cmのだんご状にした寿司飯をのせ、なすをごはんに密着させるように包む。ラップをはがし、しょうがのすりおろし少々をのせる。

#「お野菜中心のかわいい手鞠寿司は、インスタでも大人気。みなさん工夫して作られています。」

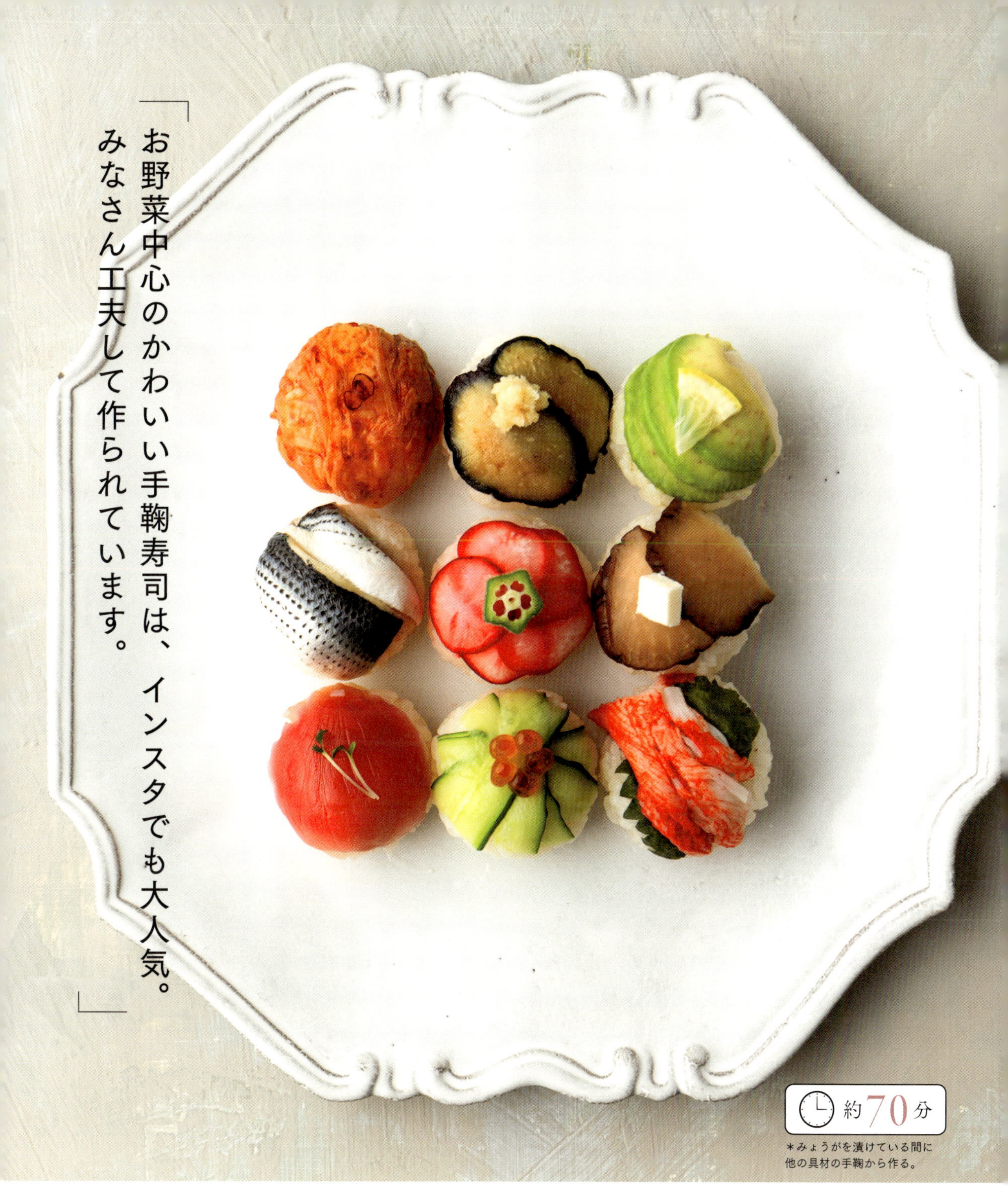

約70分

＊みょうがを漬けている間に他の具材の手鞠から作る。

【青じそ＆かにかま手鞠】

ラップの上に表面を下にしてかに風味かまぼこ適量、半分に切った青じそ、直径3cmのだんご状にした寿司飯の順にのせ、具をごはんに密着させるように包む。

【いぶりがっこ＆クリームチーズ手鞠】

いぶりがっこの薄切り2枚をラップの上に少し重ねて並べ、直径3cmのだんご状にした寿司飯をのせ、いぶりがっこをごはんに密着させるように包む。ラップをはがし、小さく切ったクリームチーズをのせる。

人気 no.3

高野どうふときのこの腸活ボロネーゼ

高野どうふは、たんぱく質や大豆イソフラボン、鉄、食物繊維などが
豊富に含まれている腸活食材。きのこもたっぷりで栄養満点。
ひき肉なしでも食べごたえ十分です。パスタはグルテンフリーのめんにしてもOK！

1人分 442kcal 食物繊維 8.7g

材料（4人分）

パスタ……4人分（300g程度）
高野どうふ……3個（50g）
玉ねぎ……1/2個
きのこ（まいたけ、エリンギ、
しめじ）……合わせて250g
にんにく……1かけ
ベーコン……40g
赤ワイン……50ml
A カットトマト缶……400g
トマトピュレ……100g
固形ブイヨン……1個
米油……大さじ1
塩……小さじ1程度
こしょう……適量
パセリのみじん切り……少々
パルミジャーノ・
レッジャーノ……適量

作り方

1 高野どうふは水にひたしてもどし、しぼってみじん切りにする。玉ねぎ、きのこ、にんにく、ベーコンもみじん切りにする。

2 フライパンに米油、にんにく、ベーコンを入れて弱火にかける。香りが立ったら玉ねぎを加えて中火でいため、玉ねぎが透き通ってきたらきのこを加える。

3 きのこがしんなりしたら高野どうふを加えて1〜2分いため、赤ワインを注いでさっといためる。Aを加えて煮立ったら弱〜中火にして煮詰める。

4 なべにたっぷりの湯を沸かして塩（分量外）を加え、パスタを表示時間どおりゆでてざるにあげる。

5 3の水分がとんで煮詰まったら塩、こしょうで味をととのえ、ゆであがったパスタを加えていため合わせる。器に盛り、パセリとチーズを振る。

point

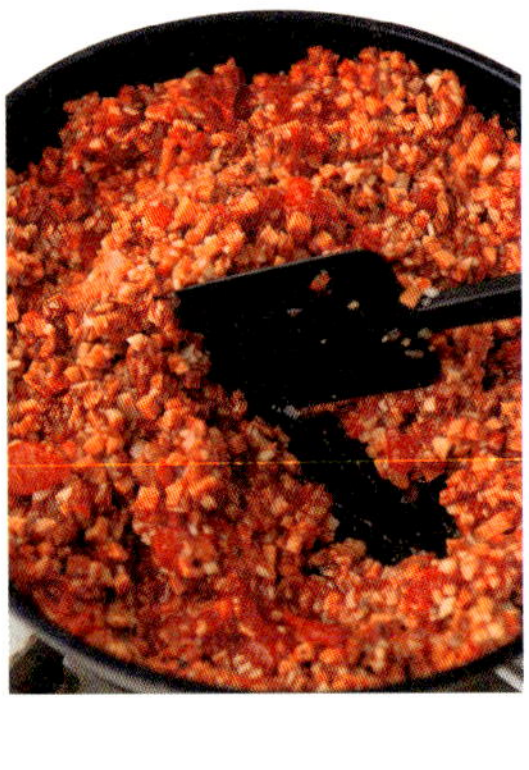

へらでまぜながら、水っぽさがなくなるまで煮詰め、トマトのうまみをしみ込ませます。

point

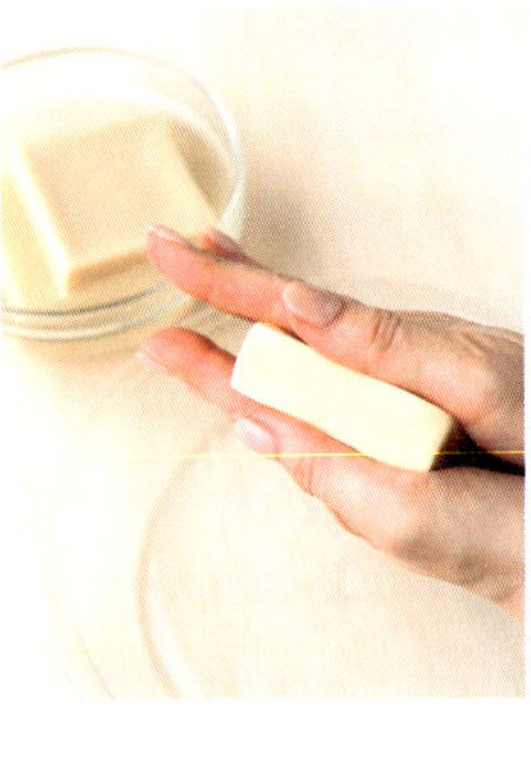

水でもどした高野どうふは、水けをしっかりしぼるのがポイント！味をよく吸収します。

「高野どうふが、まるでひき肉のような食感！
トマトピュレを使うことで、
短時間で濃厚な風味に仕上がります。」

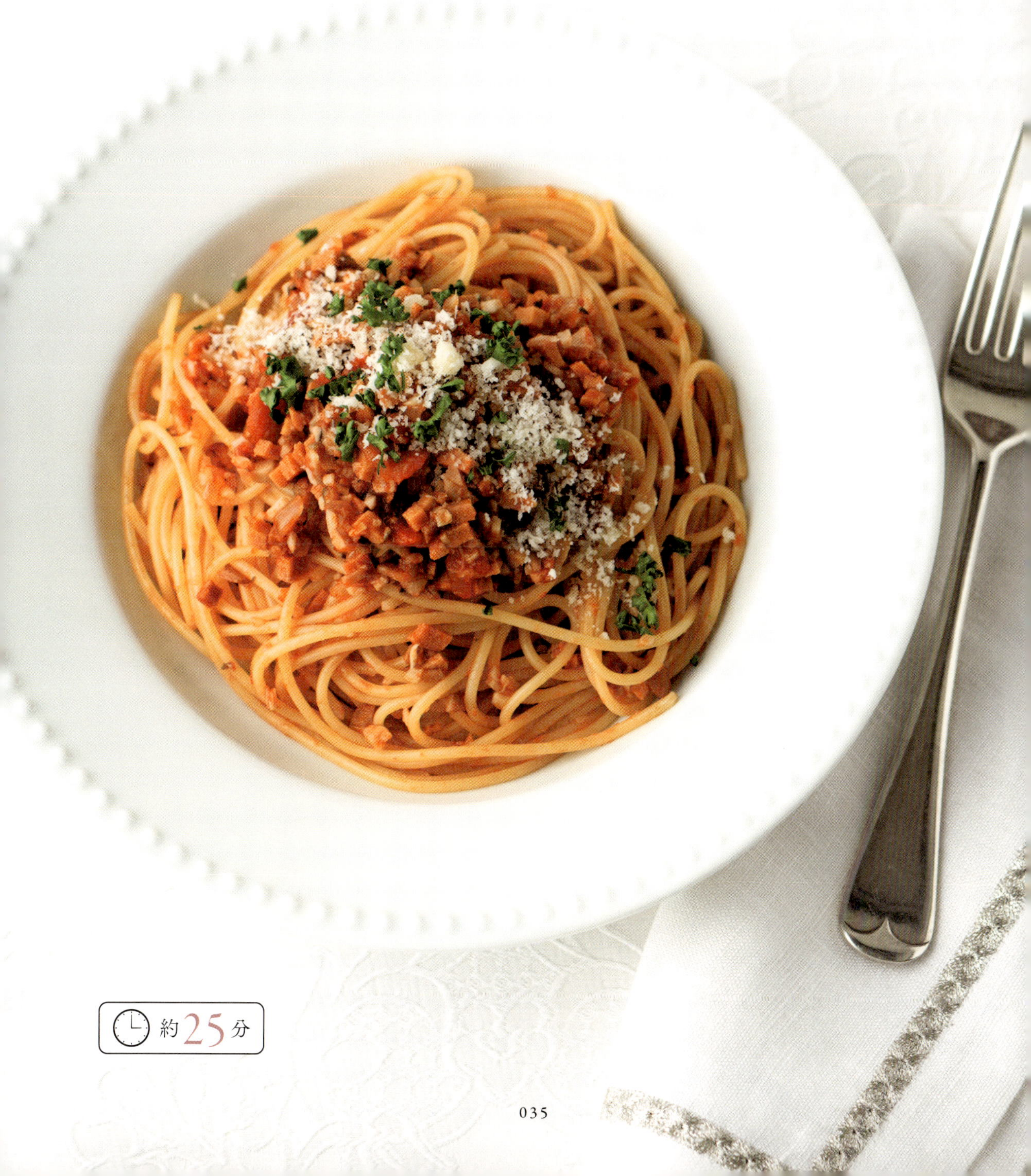

約25分

―― 人気 no.4 ――

簡単腸活餃子

とろけるチーズとピリッと辛いキムチの相性が抜群!
体をあたためてくれるしょうがは、寒い季節だけでなく、冷房や冷たい飲み物などで
体の中が冷えがちな時季にもぜひとってほしい食材です。

| 1人分 301kcal 食物繊維 1.0g |

材料(2人分)

豚ひき肉……100g
白菜キムチ……30g
しょうが……1かけ
A 酒、しょうゆ、ごま油
……各小さじ1
餃子の皮……12枚
シュレッドチーズ……30g
ごま油……適量

作り方

1 キムチはみじん切り、しょうがはせん切りにしてボウルに入れ、ひき肉、Aを加えてまぜる。

2 餃子の皮に1とチーズを1/12量ずつのせて包む。

3 フライパンにごま油を熱し、餃子を並べる。餃子が半分ひたるぐらいまで湯を入れてふたをし、強火で蒸し焼きにする。水分がなくなり、パチパチと音がしてきたらふたをあけ、焼き色がついたら器に盛る。好みで酢とあらびき黒こしょうを添えて。

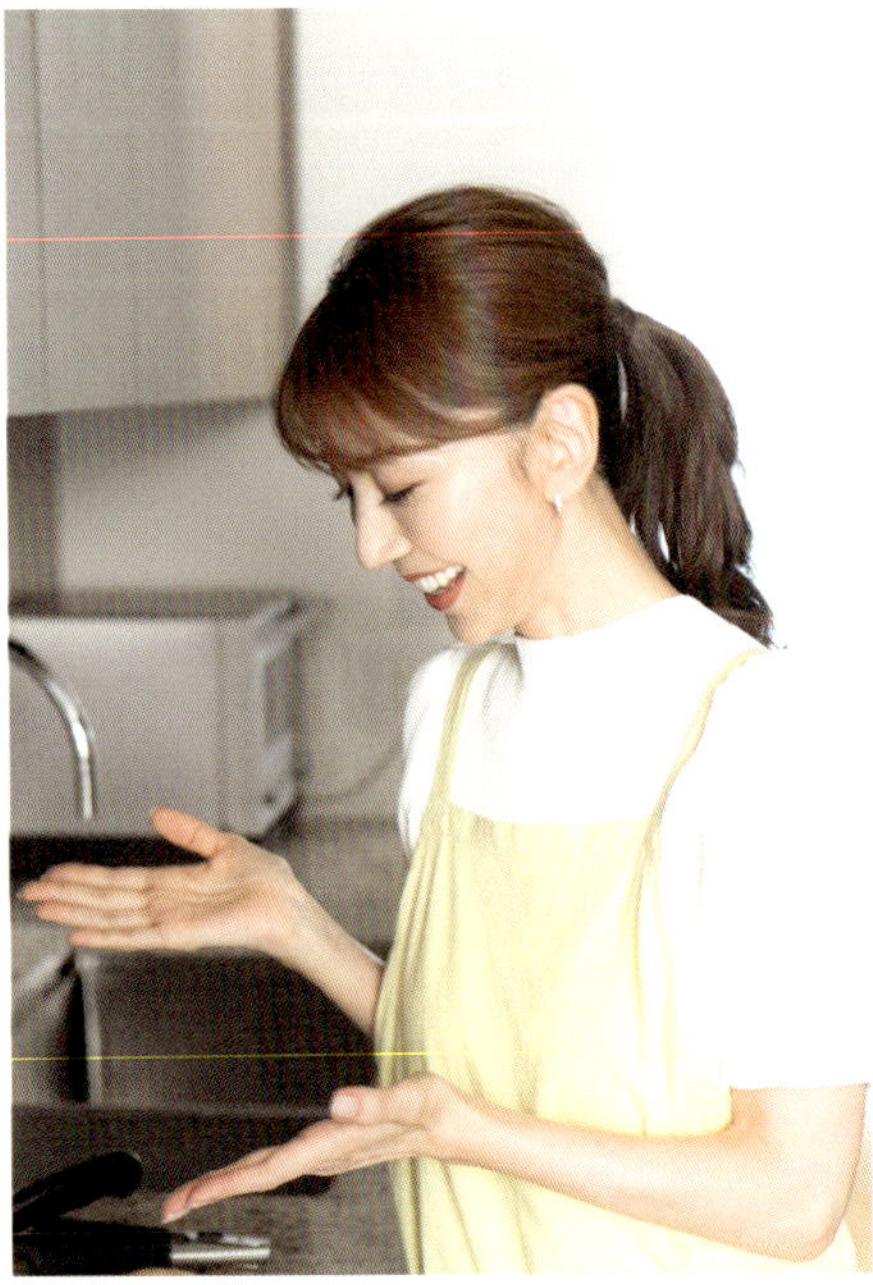

point

チーズものせて具だくさんに。シュレッドチーズは細かいタイプを使うと包みやすいです。

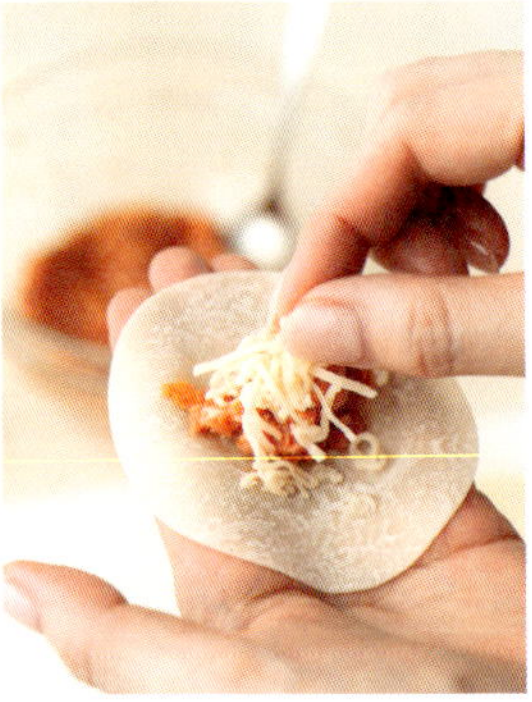

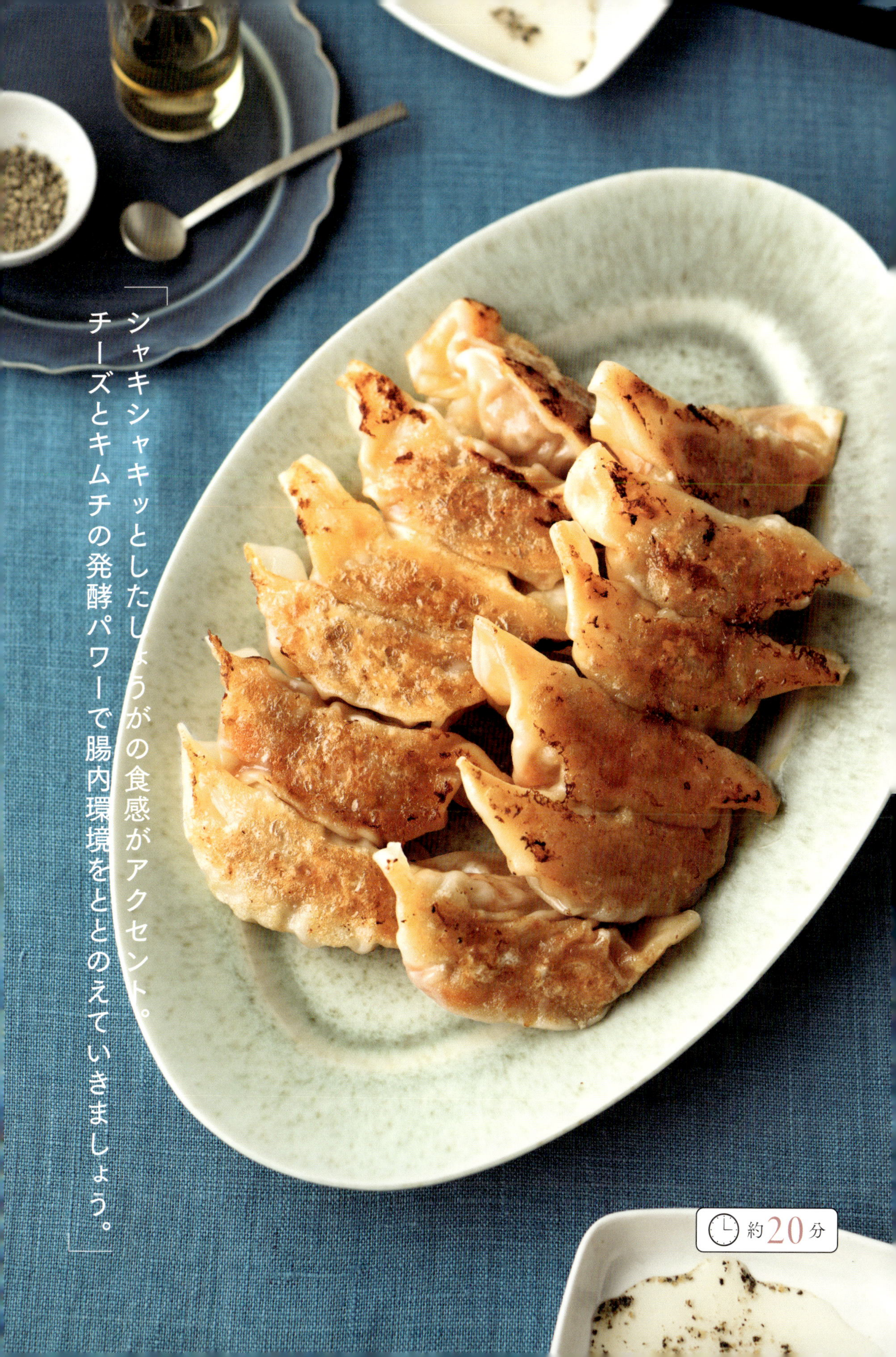

「シャキシャキッとしたしょうがの食感がアクセント。
チーズとキムチの発酵パワーで腸内環境をととのえていきましょう。」

約20分

—— 人気 no.5 ——

腸活!? きのこの担担風豆乳そうめん

いつものそうめんを簡単アレンジ。
さっぱりとした豆乳スープによく合います！ きのこはみじん切りにすることで、
いつもとは違った食感を楽しめます。

1人分 877kcal 食物繊維 10.4g

材料（2人分）

そうめん……3束（150g）
豚ひき肉……150g
ねぎ……10cm
きのこ（エリンギ、まいたけ）
……合わせて50g
しょうがのすりおろし、
にんにくのすりおろし……各少々
無調整豆乳……400ml
鶏ガラスープのもと……大さじ1
A ねり白ごま……大さじ4
みそ、しょうゆ……各小さじ2
B みそ……大さじ2
砂糖、しょうゆ、酒……各大さじ1
豆板醤……小さじ1
ごま油……大さじ1
白菜キムチ、細ねぎの小口切り
……各適量

作り方

1 耐熱ボウルに鶏ガラスープのもとを入れ、湯100mlを加えてとかし、Aを加えてよくまぜる。豆乳を少しずつ加えながらよくまぜ、冷蔵室で冷やす。

2 ねぎ、きのこはあらいみじん切りにする。

3 フライパンにごま油を熱し、ひき肉をほぐしいためる。火が通ってポロポロになったらしょうがとにんにくを加えてさっといため、2を加えていためる。

4 きのこがしんなりしたらBを加えてまぜながら煮詰める。汁けがほぼとんだらとり出してあら熱をとる。

5 なべに湯を沸かし、そうめんを表示時間どおりゆで、ざるにあげて冷水にとり、水けをよくきる。器に盛り、1のスープを注ぎ、4の肉みそ、キムチ、細ねぎをのせ、好みでラー油をかける。

point

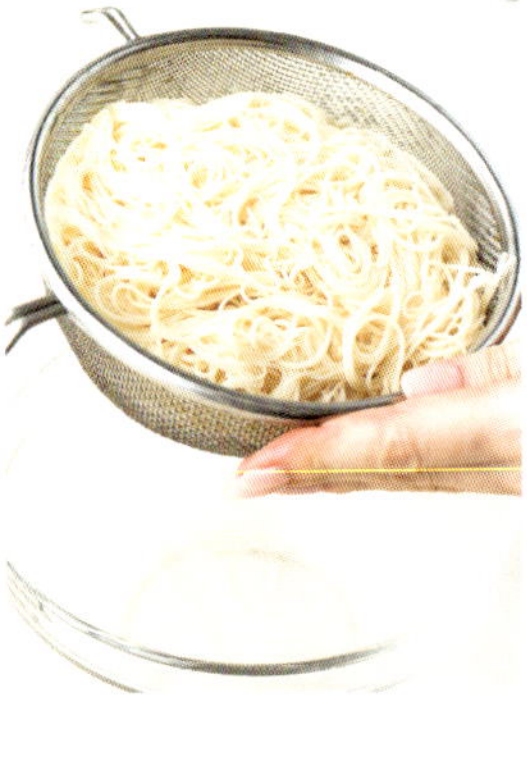

そうめんは水きりをしっかりするのがポイント。味が薄まらず、よくなじみます。

point

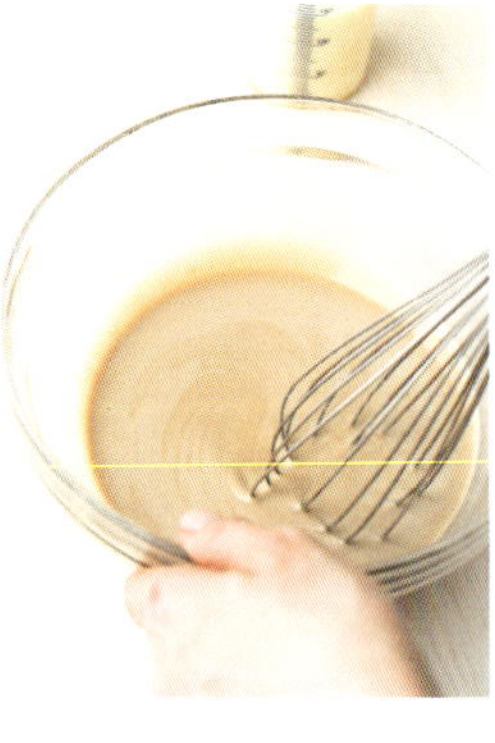

豆乳は少しずつ加えて、泡立て器でしっかりまぜ、ダマにならないようにします。

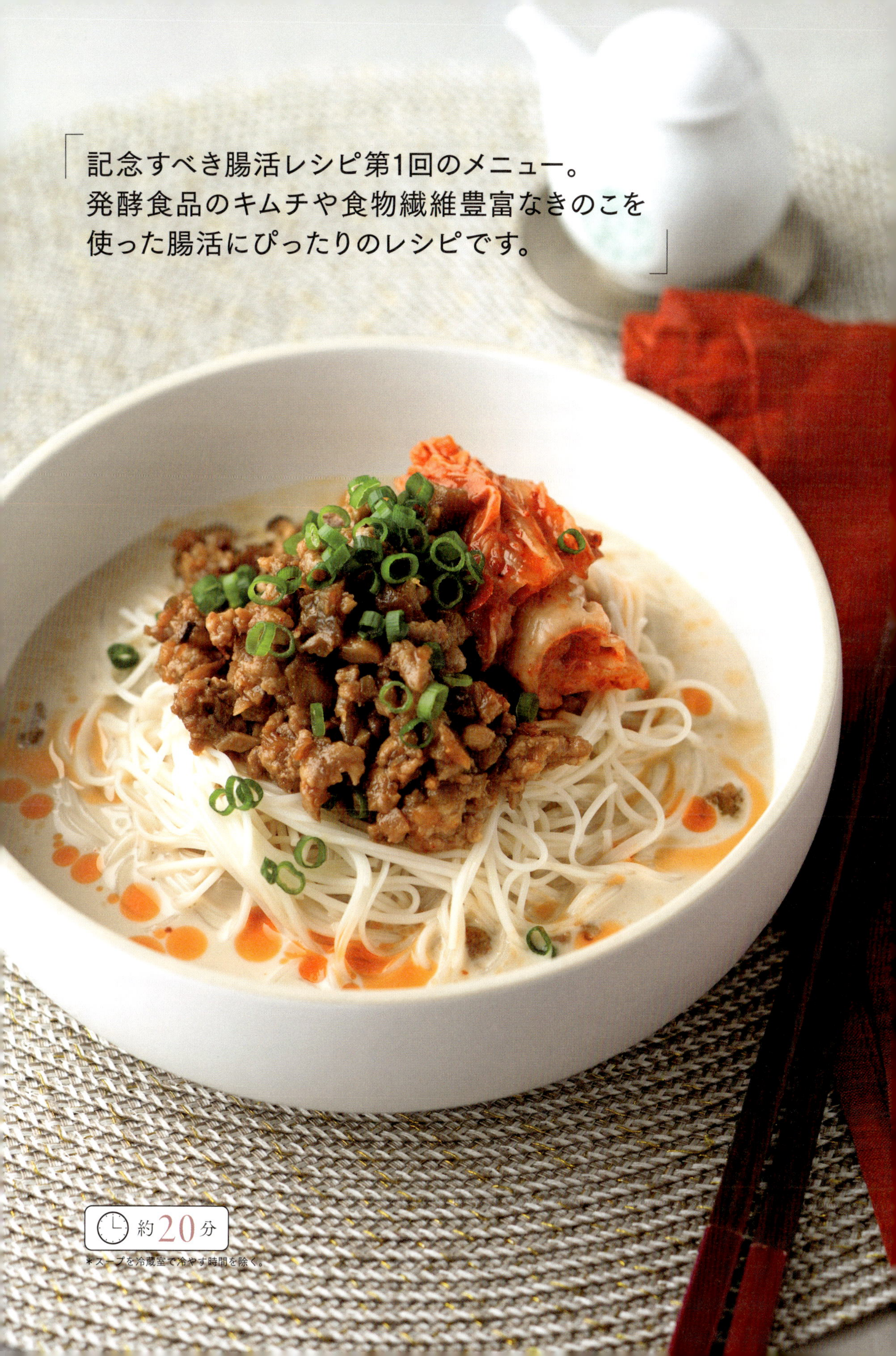

「記念すべき腸活レシピ第1回のメニュー。
発酵食品のキムチや食物繊維豊富なきのこを
使った腸活にぴったりのレシピです。」

約20分

＊スープを冷蔵室で冷やす時間を除く。

人気 no.6

春キャベツの腸活サンドイッチ

キャベツはビタミンCや食物繊維が豊富な腸活食材。
お酢のさわやかな味わいがキャベツの甘みを引き立てています。
お弁当にもぴったりのヘルシーレシピ。

1人分 467kcal 食物繊維 7.2g

材料（2人分）

食パン（8枚切り）……4枚
春キャベツ……400g
新玉ねぎ……20g
にんじん……20g
塩……小さじ1
A マヨネーズ……大さじ4
　酢……大さじ2
　塩……小さじ1/2
　こしょう……適量
バター……10g

作り方

1 キャベツ、にんじんはせん切りにし、玉ねぎは薄切りにする。ともにポリ袋に入れて塩を加え、よくもみ込んで口をしばり、冷蔵室に20分ほどおく。

2 1を水けをよくしぼってボウルに移し、Aを加えてよくまぜ、冷蔵室で30分以上なじませる。

3 食パンの片面にバターを塗る。大きめに広げたラップの上にバターを塗った面を上にして食パンを1枚おき、2の半量をのせてもう1枚のパンではさみ、少しきついくらいにラップでぴったりと包む。同様にもう1つ作る。

4 ラップごと包丁で半分に切る。

point

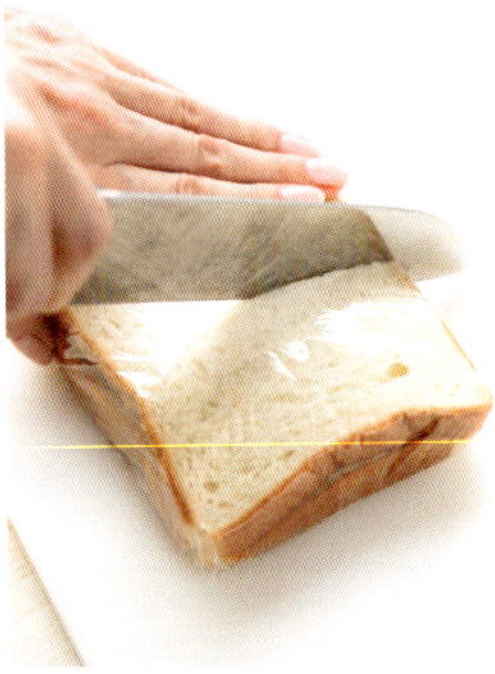

包んだあとすぐにカットしても大丈夫ですが、15分ほどおくとカットしやすく、食べやすくなります。

point

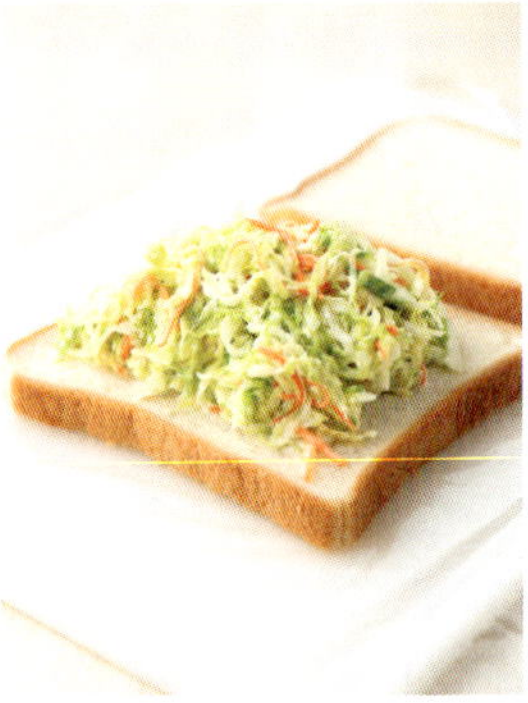

まん中が高くなるように野菜をのせます。パンに水分がつかないようにバターをムラなく塗るのもコツ。

「お野菜がびっくりするほど
とれるサンドイッチ。
ラップごとカットすることで、
キレイな断面に仕上がります。」

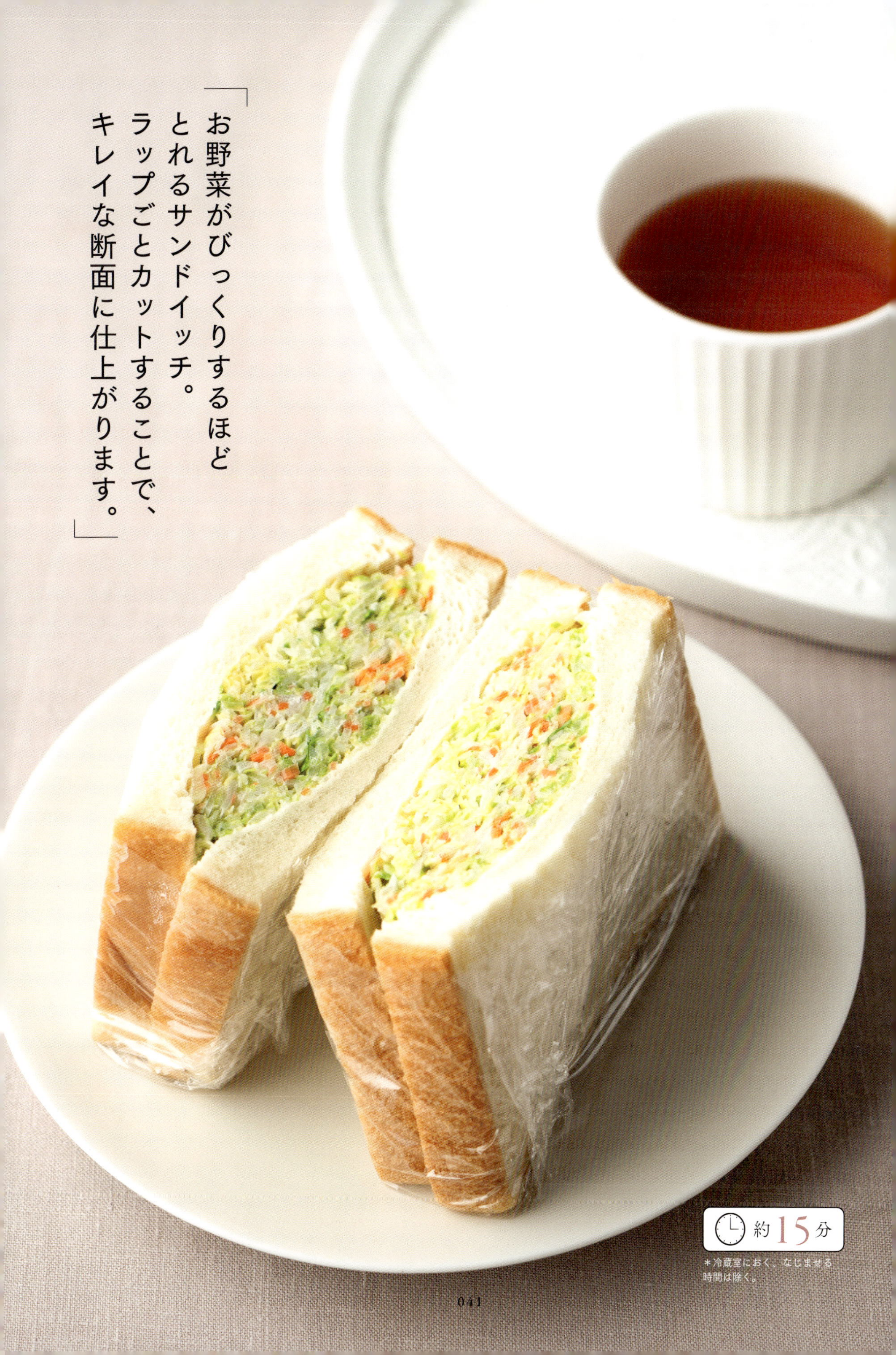

約15分

＊冷蔵室におく、なじませる
時間は除く。

人気 no.7

ゴロゴロ野菜のグリル 白みそとバルサミコのソース

白みそとバルサミコクリーム、2つの発酵調味料を使った
甘ずっぱくやさしい味わいのソースがポイント。ごろっと大きめに切った
具材は食べごたえがあり、満足感のある仕上がりです。

1人分 383kcal　食物繊維 6.6g

材料（2人分）

ごぼう……10cm（30g）
さつまいも……60g
にんじん……100g
れんこん……100g
かぶ…… 大1個（100g）
玉ねぎ……小1個
ホワイトマッシュルーム…… 3～4個
厚切りベーコン……80g
塩、こしょう……各3つまみ
ローズマリー…… 2枚
オリーブオイル …… 大さじ2

〈ソース〉
バルサミコクリーム（市販）*
……大さじ2
白みそ……大さじ1
豆乳……大さじ2

＊バルサミコクリームが手に入らない場合は、
バルサミコ酢を半量まで煮詰めたもので代用できます。

〈下準備〉
・オーブンを200度に予熱する。

作り方

1 ごぼうは5cm長さに切ってから縦半分に切る。さつまいもは皮つきのまま5mm厚さの輪切り、にんじんも5mm厚さの輪切りにする。

2 耐熱皿に1を入れて水大さじ1をかけ、ラップをふんわりとかけて電子レンジで3分加熱する。

3 れんこんは7～8mm厚さの輪切り、かぶは茎を少し残して8等分のくし形切り、玉ねぎも8等分のくし形切り、マッシュルームは半分に切る。ベーコンは3cm長さ、1cm幅に切る。

4 耐熱容器に2と3の具材を彩りよく入れ、塩、こしょうを振ってローズマリーをのせ、オリーブオイルをかける。200度に予熱したオーブンで20～25分焼く。

5 焼いている間にソースを作る。バルサミコクリームと白みそをなめらかになるまでよくまぜ、豆乳を少しずつ加えながらよくまぜる。

6 焼きあがったら好みでパルミジャーノ・レッジャーノをかけ、5のソースを添える。

point

ソースを作るとき、豆乳を一度に加えると分離するので、5回程度に分けて加え、小さめの泡立て器などでしっかりまぜましょう。

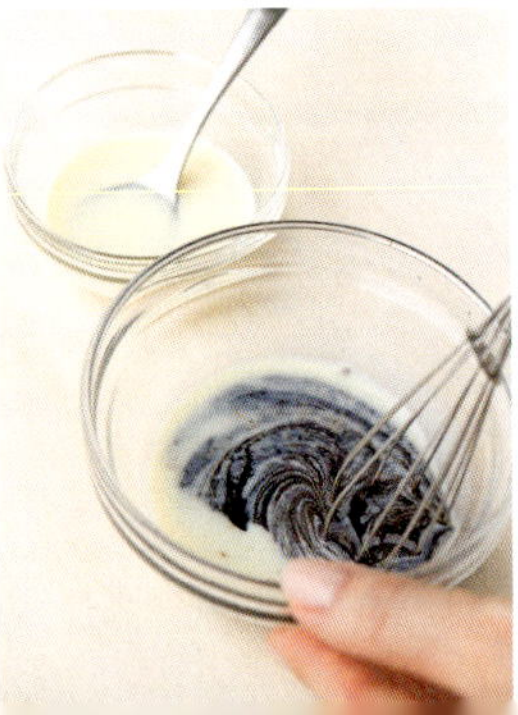

point

耐熱容器に彩りよく入れてローズマリーをのせ、焼く直前にオリーブオイルをかけます。

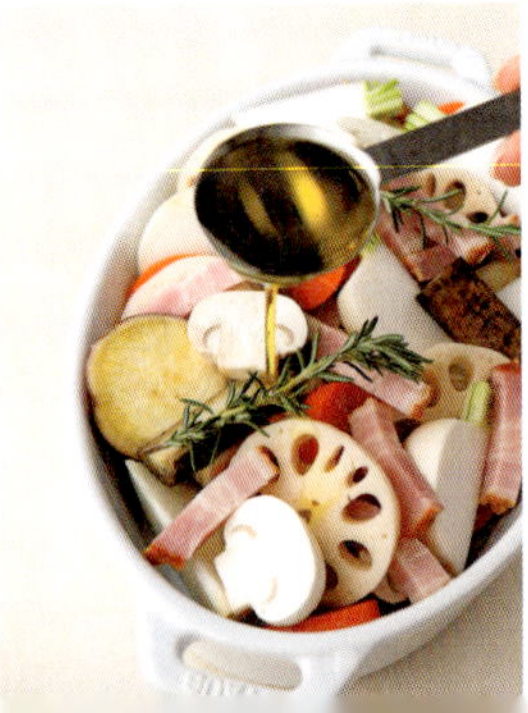

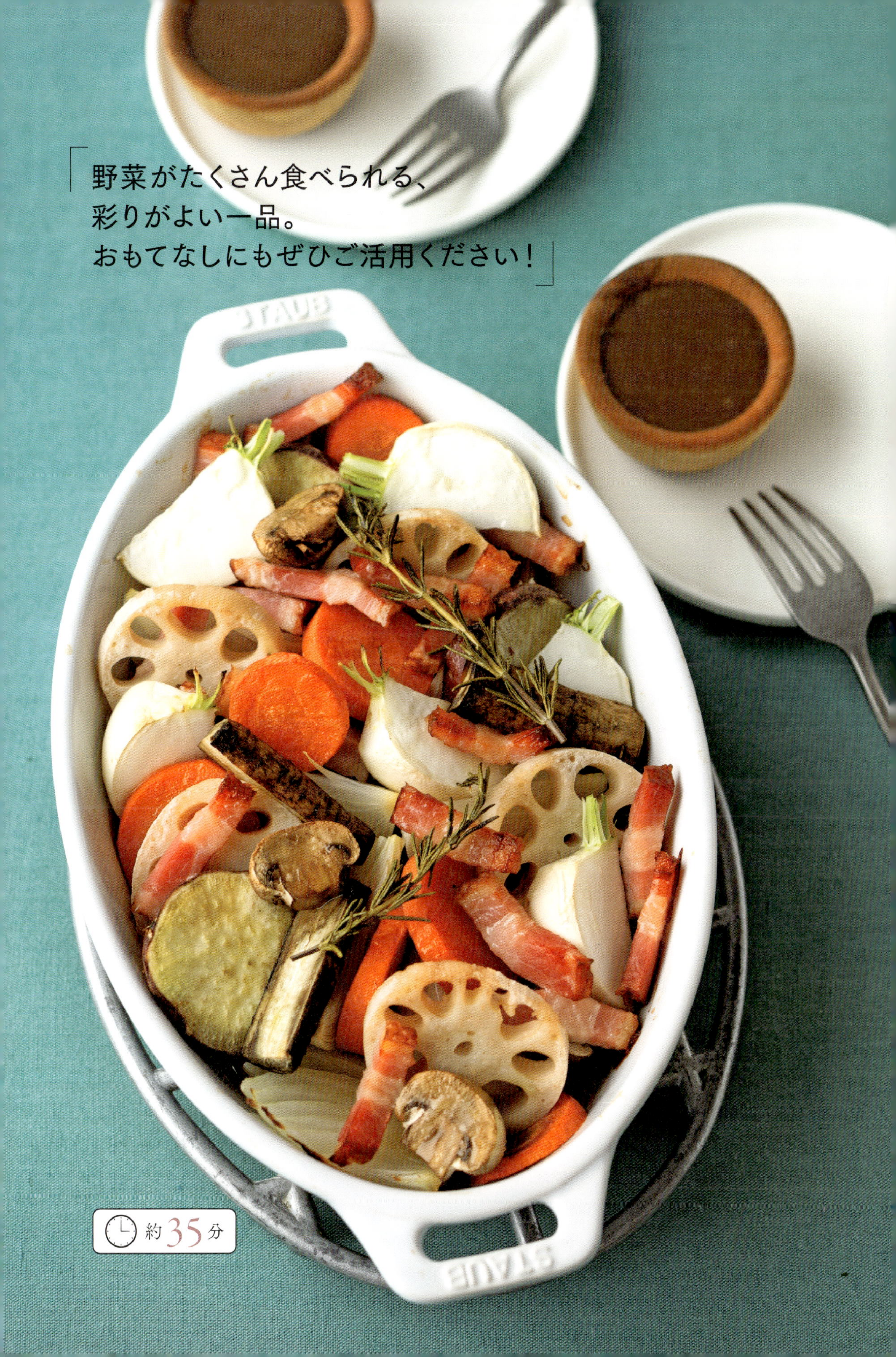

「野菜がたくさん食べられる、
彩りがよい一品。
おもてなしにもぜひご活用ください！」

約35分

人気 no.8

テンペバーガー

テンペは大豆にテンペ菌を
つけて発酵させた、
インドネシアの伝統的な発酵食品です。
納豆のようなネバネバ感はほとんどなく、
においや味も強くないので、
お肉のかわりに使ってハンバーガーに！

1人分 774kcal　食物繊維 19.4g

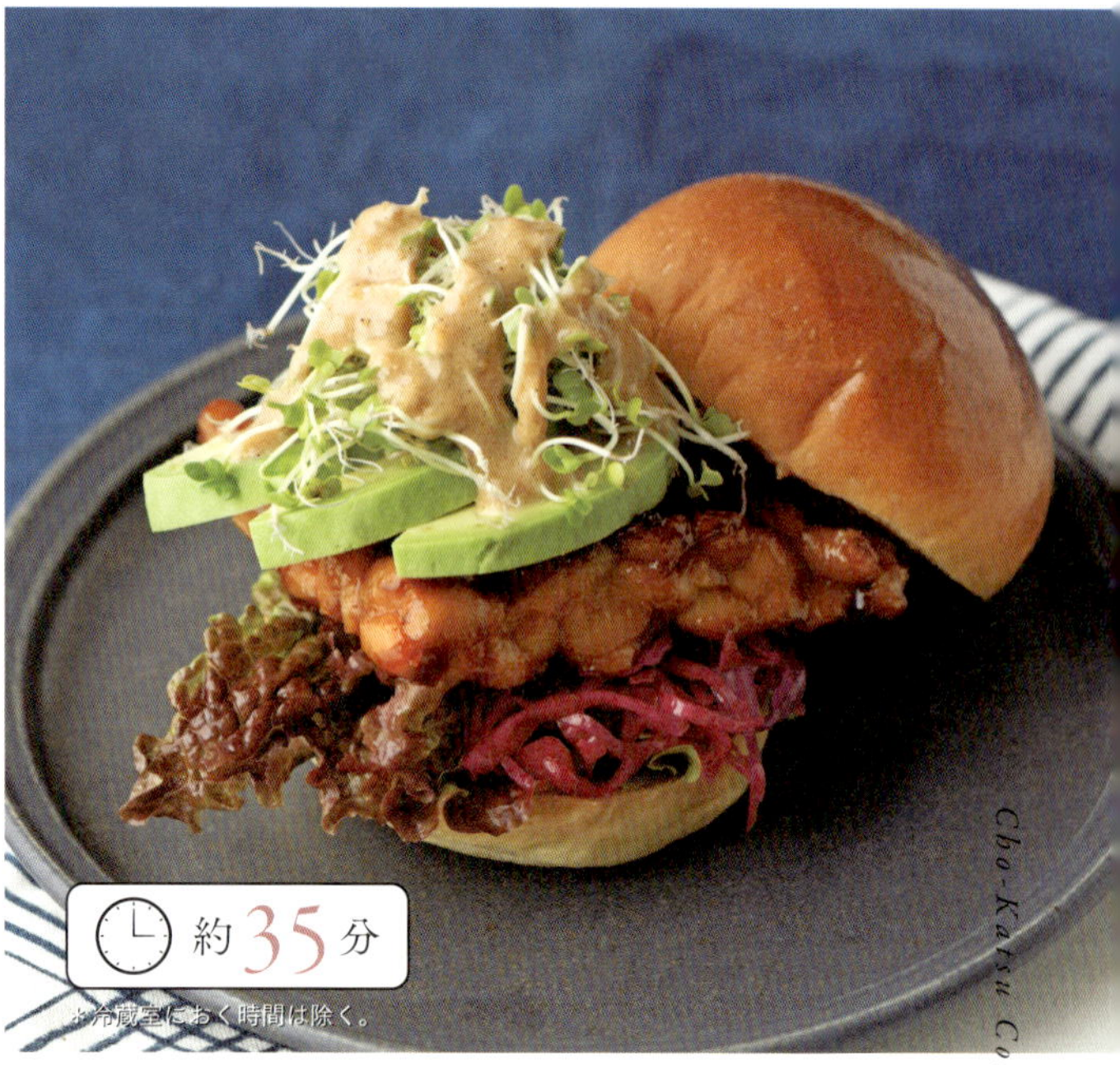

約35分

＊冷蔵室におく時間は除く。

「焼いたテンペの、お豆の香ばしさや食感がやみつきに！これをきっかけにテンペをもっと活用したくなりました。」

材料（2人分）

テンペ……100g×2個
バーガー用バンズ……2個
サニーレタス……1枚
アボカド……1/2個
ブロッコリースプラウト……適量
紫キャベツ……1/8個（130g）
A 酢……大さじ3
　砂糖……大さじ1
　塩……小さじ1/4
　オリーブオイル……大さじ1/2
米油……小さじ1

〈バーベキューソース〉
玉ねぎのすりおろし……大さじ1
にんにくのすりおろし……小さじ1/2
トマトケチャップ……大さじ1と1/2
ウスターソース、砂糖……各大さじ1
しょうゆ……小さじ1

〈ごまマヨネーズソース〉
すり白ごま、マヨネーズ……各大さじ2
砂糖……小さじ2
しょうゆ……小さじ1

作り方

1 紫キャベツのマリネを作る。紫キャベツはせん切りにする。Aをよくまぜてから紫キャベツとともにポリ袋に入れてもみ込み、空気を抜いて口をしばり、冷蔵室で30分以上おく。

2 バーベキューソース、ごまマヨネーズソースはそれぞれまぜる。

3 フライパンに米油を熱し、テンペを入れて両面焼く。少し焼き色がつくくらいまで焼けたらバーベキューソースを加えてよくからめ、火を止める。

4 バンズを横半分に切り、オーブントースターで1分ほど軽く焼く。レタスは半分にちぎり、アボカドは8mm厚さに切る。

5 バンズの内面にごまマヨネーズソースを薄く塗り、レタス、1のマリネ、3のテンペをのせてフライパンに残ったソースをかける。アボカド、スプラウトをのせ、残りのごまマヨネーズソースをかけ、バンズではさむ。

人気 no.9

とうもろこしと枝豆のゲンコツ揚げ

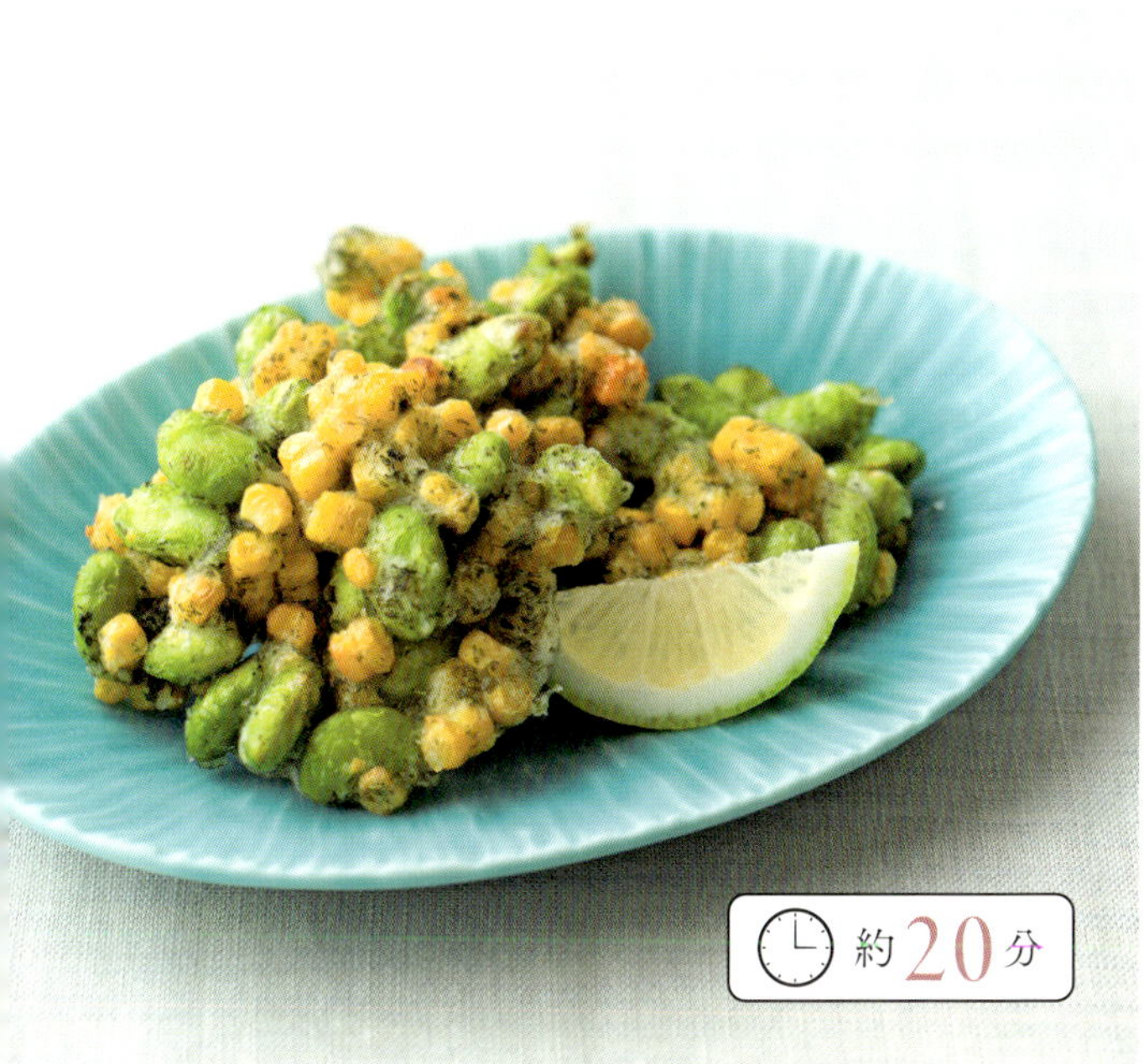

食物繊維を含むとうもろこしと枝豆、
青のりを組み合わせて
腸内環境をととのえましょう。
揚げるときは箸などでたねのまん中に
穴をあけると火が通りやすくなり、
サクサクに仕上がります。

1人分 353kcal　食物繊維 4.5g

「青のりの豊かな風味と衣のサクサク、とうもろこしと枝豆のぷちぷち食感を楽しめます！」

材料（2人分）

とうもろこし……1本
枝豆……160g（正味80g）
米粉……小さじ1
A 米粉…… 60g
　水……100ml
青のり……大さじ1/2
塩……小さじ1/2
揚げ油……適量
レモンのくし形切り……2切れ

作り方

1 とうもろこしは薄皮1枚を残してラップで包み、電子レンジで2分、上下を返してさらに2分加熱する。あら熱がとれたらラップをはずして実をとる。

2 枝豆は塩ゆで（塩は分量外）して冷まし、さやからとり出してポリ袋に入れ、1の実と米粉を加えて全体に粉をまぶす。

3 ボウルにAを入れてよくまぜ（スプーンでたらすとなめらかに落ち、落ちた生地の跡がすっと消えるくらいが目安）、青のりと塩を加えてまぜる。

4 2の具材を加えてさっとまぜ、大きめのスプーンで1/6量をすくって170度に熱した揚げ油にそっと入れる。途中返しながら、6～7分からりと揚げる。同様に計6個揚げて器に盛り、レモンを添える。

人気 no.10

チキンのレモンクリーム煮

さわやかなレモンの風味にまろやかな豆乳を合わせたコクのある一品。
レモンは果汁だけでなく皮まで使うことで、よりフレッシュな香りを楽しむことができます。

1人分 428kcal 食物繊維 2.5g

材料（2～3人分）

鶏もも肉……300g
玉ねぎ……小1個
にんにく……1かけ
しめじ……1パック
レモン……1/4個
塩、こしょう……各適量
米粉＊1……大さじ2と1/2
白ワイン……80ml
無調整豆乳……200ml
バター……50g
オリーブオイル……大さじ1
イタリアンパセリ……適量

＊1米粉は小麦粉大さじ2で代用できます。
＊2とろみが強いときは水を少々足してください。

作り方

1 玉ねぎ、にんにくはみじん切りにする。しめじはほぐす。レモンは皮をすりおろしてしぼる。

2 鶏肉は一口大に切ってポリ袋に入れ、塩、こしょう各少々を振り、米粉を加えてまんべんなくまぶす。

3 フライパンにバターとオリーブオイルを入れて火にかけ、バターがとけたら鶏肉を並べ入れる。あまり動かさないようにして両面を焼きつけたら端に寄せ、にんにくと玉ねぎを加えていためる。

4 玉ねぎが透き通ってきたらしめじを加えてさっといため合わせ、白ワインを加える。アルコールをとばしながら鶏肉に火を通す。火を弱めてから豆乳を注ぎ、煮立たないように注意してあたためる。

5 少しとろみがついたら＊2火を止めて1のレモンのしぼり汁を加えてさっとまぜ、塩、こしょう各少々で味をととのえる。器に盛り、レモンの皮のすりおろしを振り、イタリアンパセリをのせる。好みでレモンのくし形切りを添えて。

point

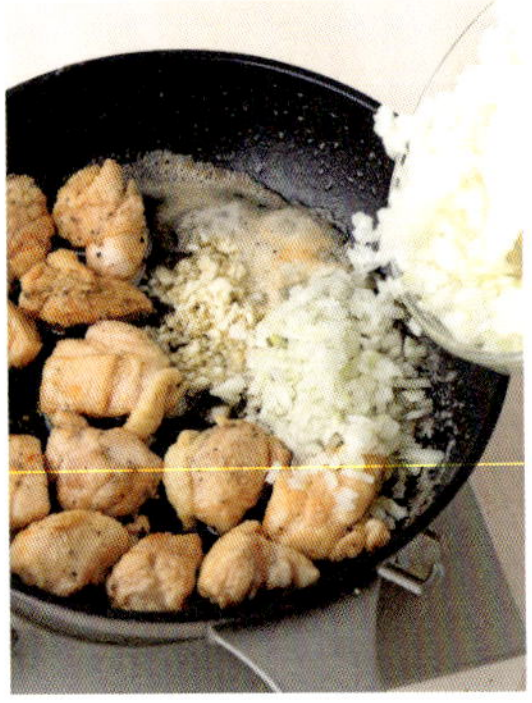

鶏肉が香ばしく焼けたら寄せて空間をつくり、あいた部分ににんにくと玉ねぎを入れて鶏肉を焼いた油でいためます。

point

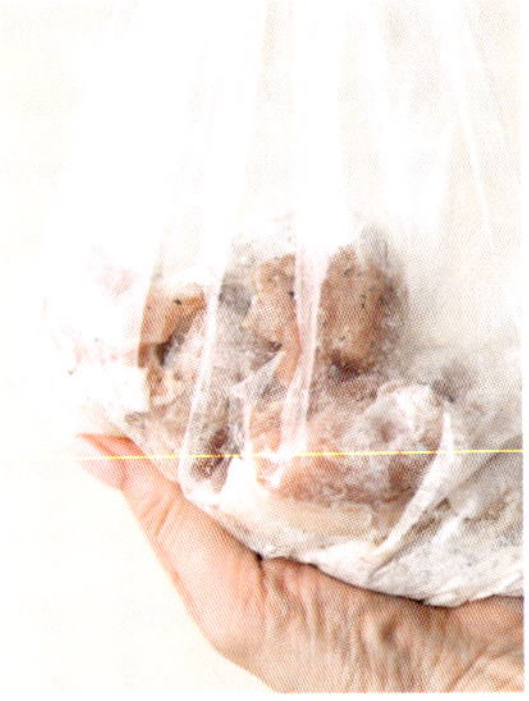

粉をまぶすことでお肉のうまみが閉じ込められ、汁にとろみがつきます。ポリ袋に入れて振りまぜるとまぶしやすいです。

「さっぱりとしながらもコクがある味わい。
パーティーやおもてなしにもおすすめです。」

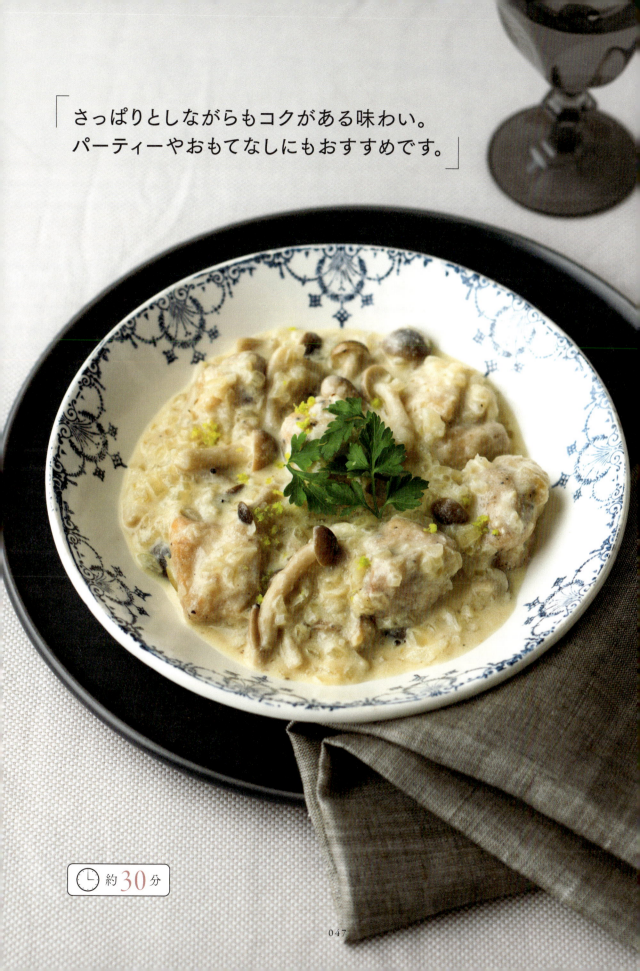

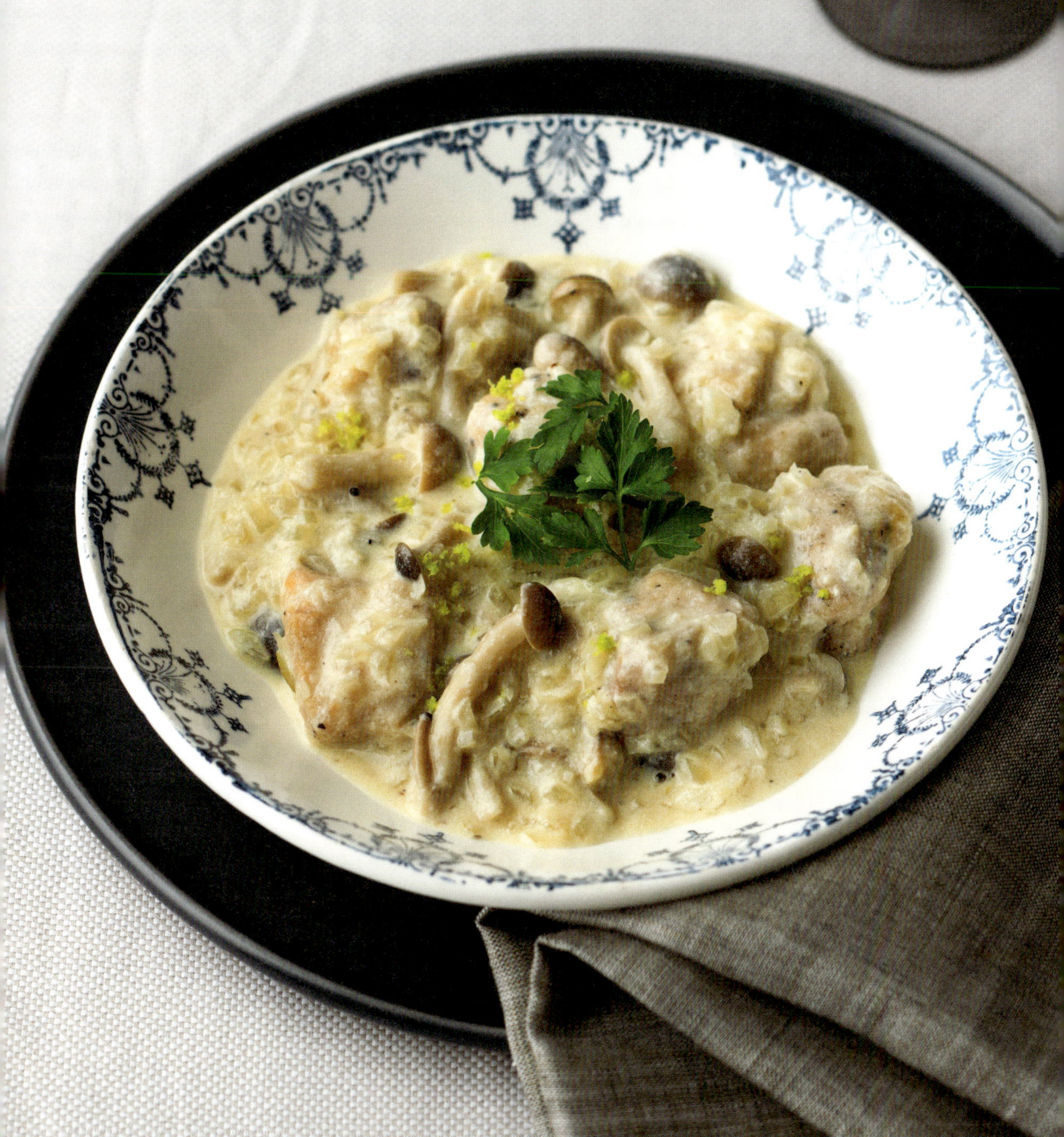

約30分

Column Q & A

教えて！ 十和子さん 1

インスタグラムでは、
フォロワーのみなさんからの
質問にいろいろお答えしています。
腸活や食事にかかわることなど、
私なりの考え方をご紹介。
腸活ライフのヒントになることが
あればうれしいです。

Q 腸活は毎日したほうがいいんでしょうか？

A 腸活は日々の睡眠と同じように、いくらがんばってもためておくことができません。腸活をしていても腸の状態は毎日変化していて、常に体調に影響を及ぼしています。それは腸が脳よりも先に体のセンサーを察知するから。だからこそ腸活は毎日続けていくことが大切なのです。

Q ごはんは毎日食べていますか？

A 以前は娘たちのお弁当作りもあって、炊飯器で毎日のように炊いていましたが、最近は主人と2人分のことが多く、そのつど食べる分だけおなべで炊いています。今使っているのは、長谷園の炊飯土なべ「かまどさん」。短時間でおいしく炊けて便利です。

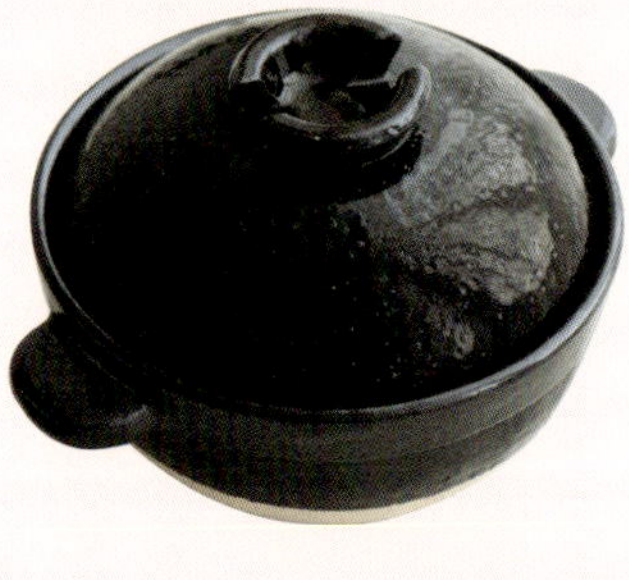

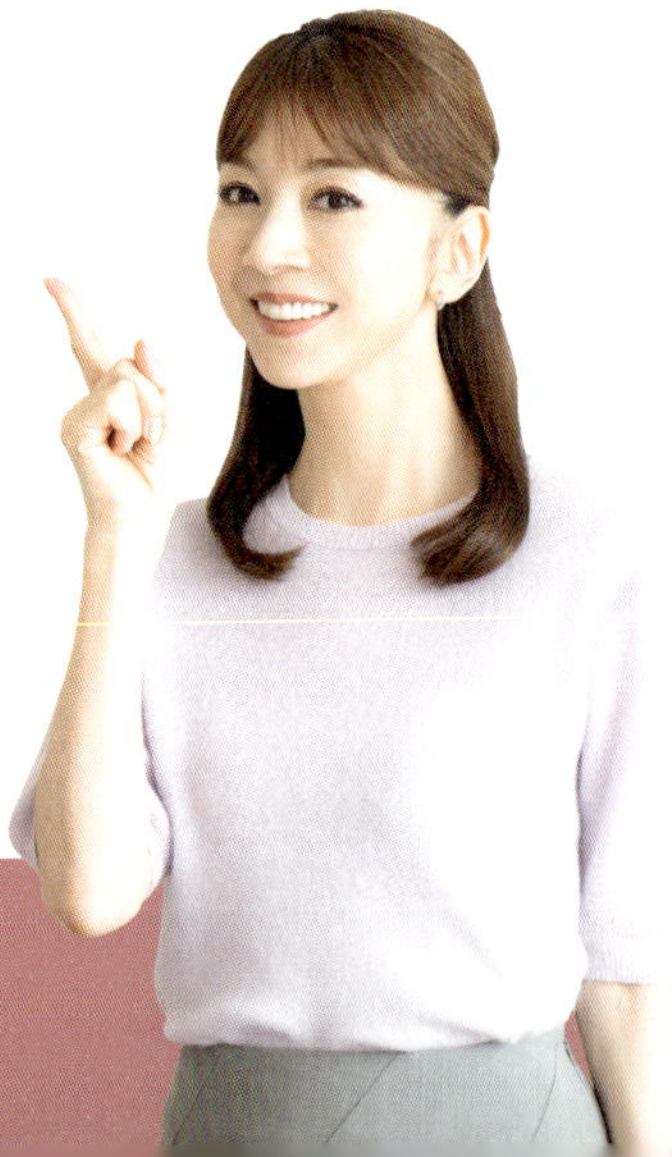

Q **毎日ヨーグルトを食べていれば大丈夫でしょうか？**

A 私も20代のころからほぼ毎日食べています（ヨーグルトの選び方や食べ方は10ページをご参照ください）が、ヨーグルトだけでいいと言いきれないのが腸活です。発酵食品によって菌の種類は違いますし、それらを働かせる食物繊維なども大事。いっしょに腸活食材をできるだけ幅広くとり入れることが大切だと思います。

Q **朝食のバナナの選び方を教えてください。**

A 青みがかったまだあまり熟れていないものを選ぶようにしています。それは腸活に有効とされるレジスタントスターチ（炭水化物の一種で食物繊維と同じような働きを持つ）が多く含まれているからです。

Q **まずはこれという、腸活おすすめ食材3選を教えてください！**

A 1つ目は「おみそ」。おみそには善玉菌が豊富に含まれているので腸内環境をよくしてくれます。2つ目は「きのこ類」。善玉菌のエサになる食物繊維が豊富で、腸内環境をととのえるのに役立ってくれます。3つ目は「海藻類」。ミネラルはもちろん、食物繊維も豊富。おみそ汁にきのこと海藻を入れるところから、始めてみてはいかがでしょうか。

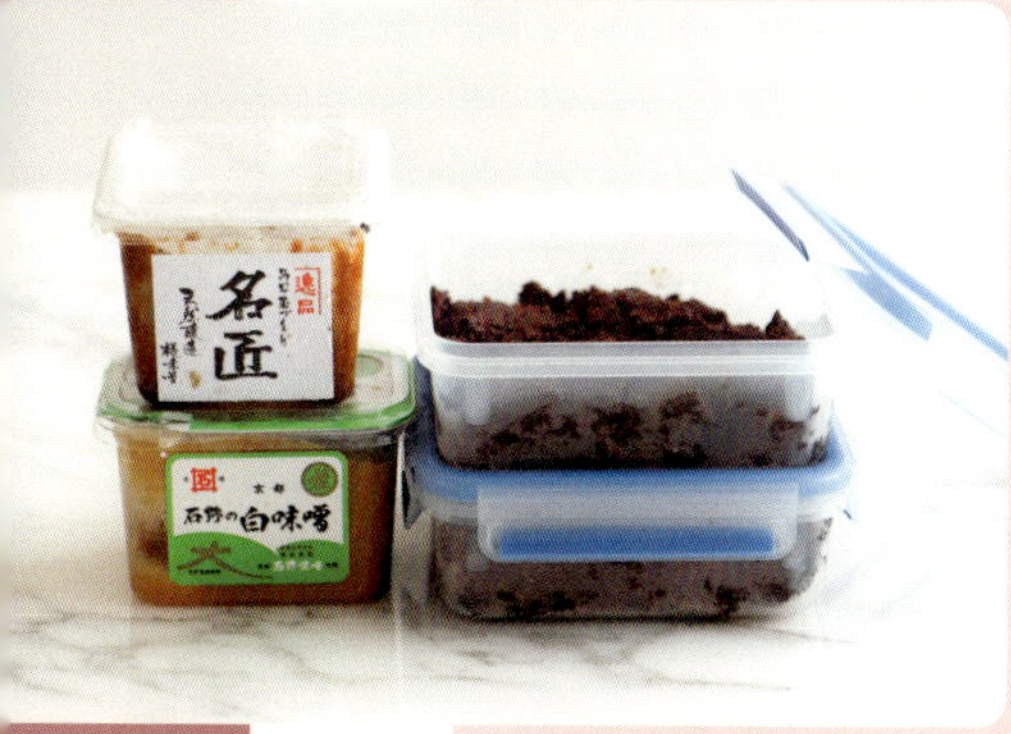

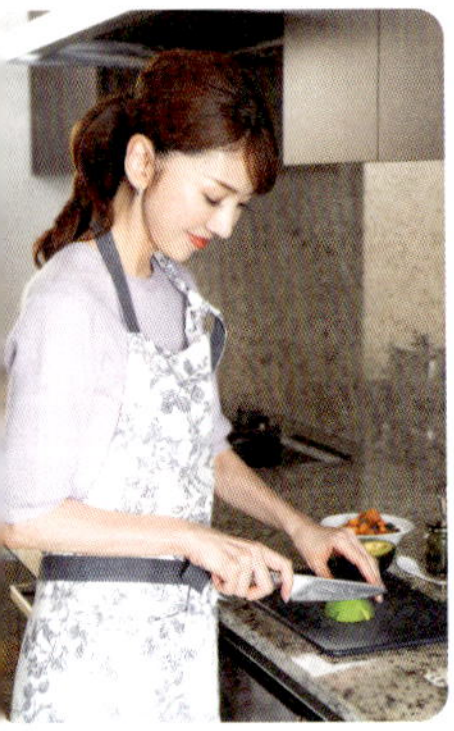
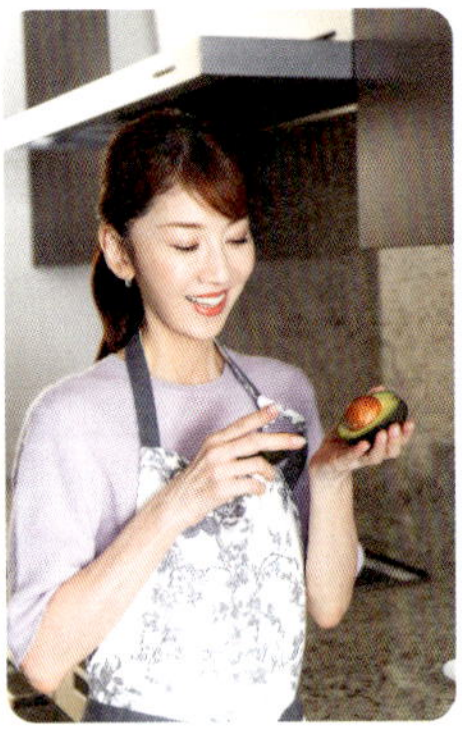
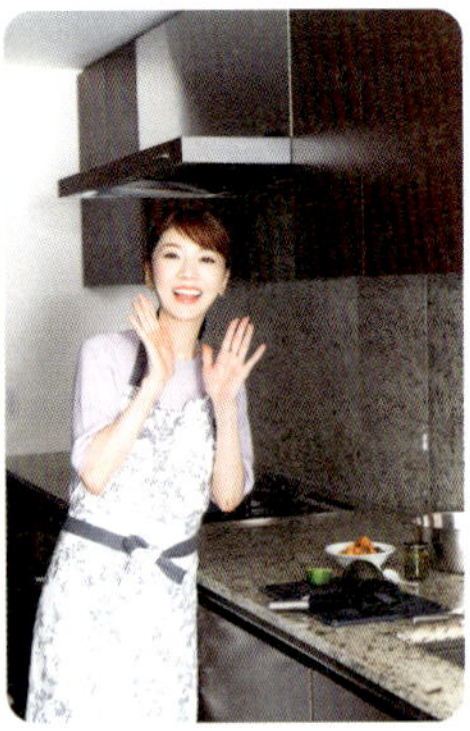

Part 3

おいしいから リピ決定！ とっておき 腸活レシピ

「腸活クッキングライブ」では、
さまざまな腸活レシピを紹介しています。
お話ししながら作っていくので、本人（私）はてんやわんや。
みなさんの愛のあるツッコミに助けられています。
ここでは、Part2で紹介しきれなかった
クッキングライブレシピと、わが家で好評の料理や
スイーツ、ドリンクをご紹介します。

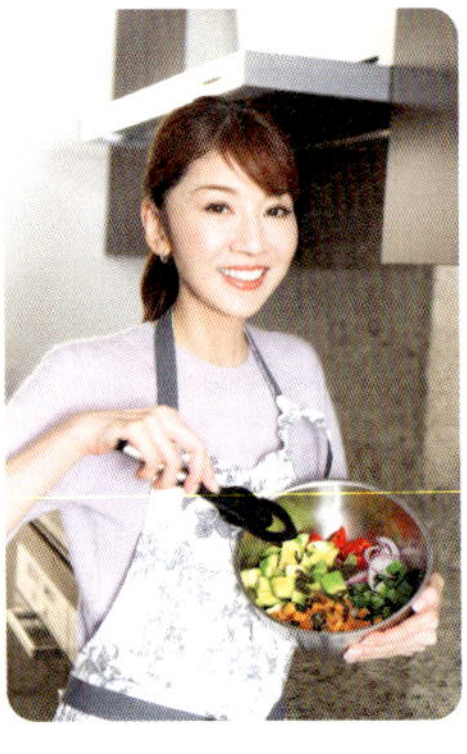
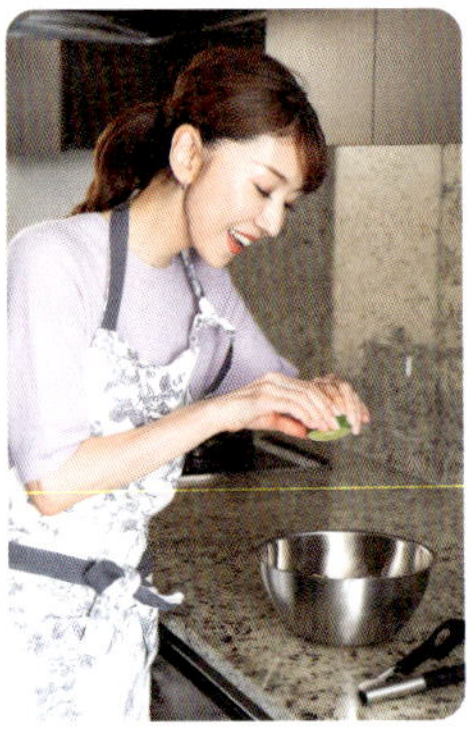
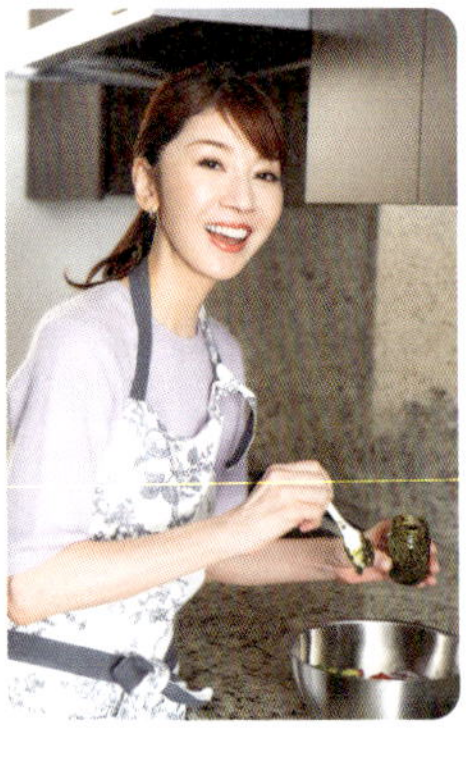

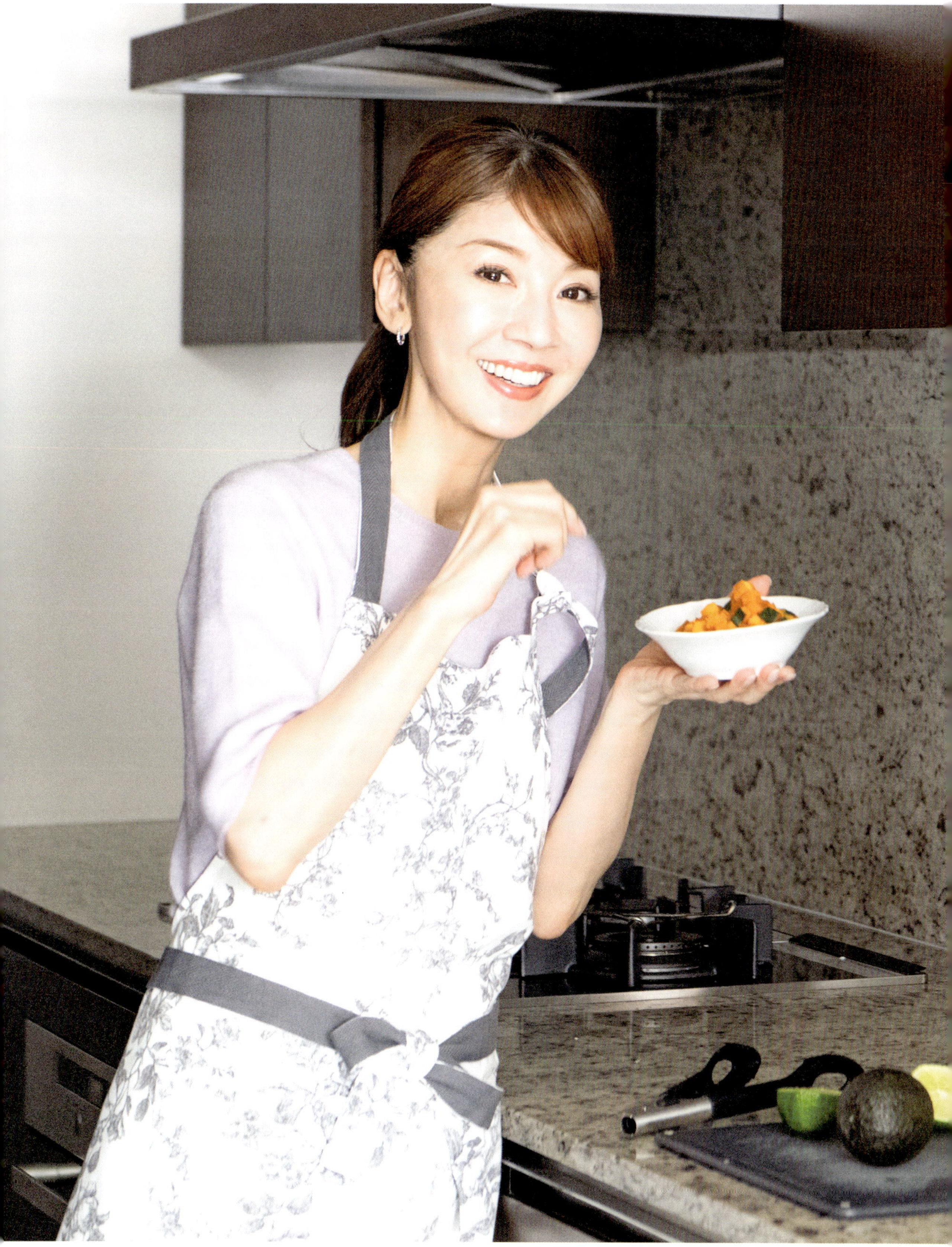

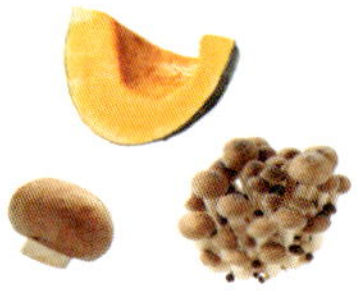

Cho-Katsu Recipe_01

かぼちゃグラタン

レンジ加熱したかぼちゃをいためることでとろけ、オレンジがかったホワイトソースに！
かぼちゃの甘みが全体にいきわたってまろやかです。きのこはぜひ数種類入れてください。

材料（4人分）

かぼちゃ……1/4個
玉ねぎ……1/2個
にんじん……1/3本
ブラウンマッシュルーム……1パック
しめじ ……1パック
米粉……大さじ2
無調整豆乳……500ml
塩、こしょう……各適量
シュレッドチーズ……適量
バター……20g

作り方

1 かぼちゃは種とわたを除いてラップで包み、電子レンジで約2分、包丁で切れるかたさになるまで加熱する。半分はトッピング用に6～7mm厚さ、4cm幅の薄切りにし、残りは6～7mm厚さで小さめに切る。玉ねぎは薄切り、にんじんはあらいみじん切り、マッシュルームは十文字に切り、しめじはほぐす。

2 フライパンにバターを入れて火にかけ、とけてきたら玉ねぎ、にんじん、マッシュルーム、しめじ、小さめに切ったかぼちゃの順に加えていため合わせる。

3 玉ねぎが透き通ってきたらいったん火を止めて米粉を全体に振り入れ、まぜて粉っぽさがなくなったら豆乳を加える。再び火にかけ、とろみが出てかぼちゃがとけて色づいてきたら、塩、こしょうで味をととのえる。

4 グラタン皿に入れ、1のトッピング用のかぼちゃを外側に並べて中央にチーズをのせ、オーブントースターでこんがり焼き色がつくまで焼く。

point

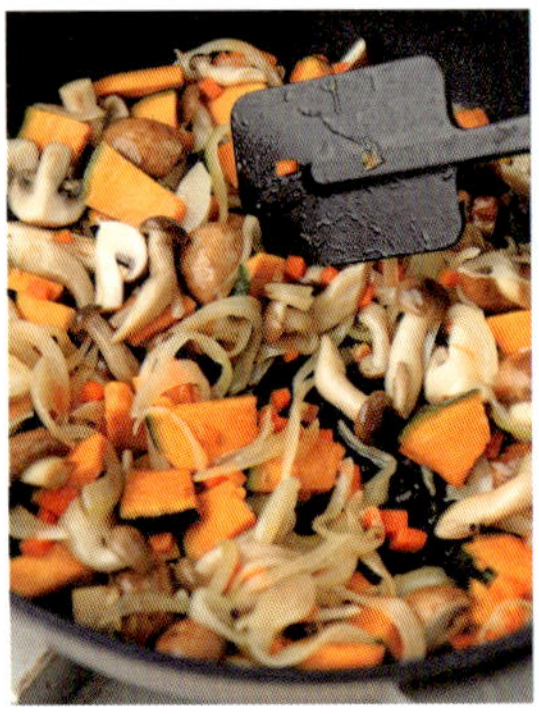

一口でいろいろな食材が味わえるよう、具材は小さめに切るのがポイント！ お好みでベーコンを加えても。

point

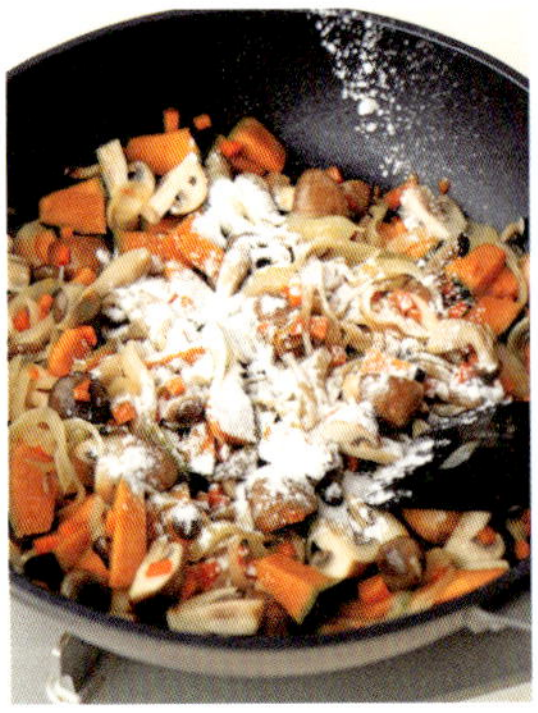

玉ねぎがしんなりして透き通ってきたらいったん火を止めて米粉を加えます。小麦粉でもOK！

1人分
230kcal
食物繊維
5.4g

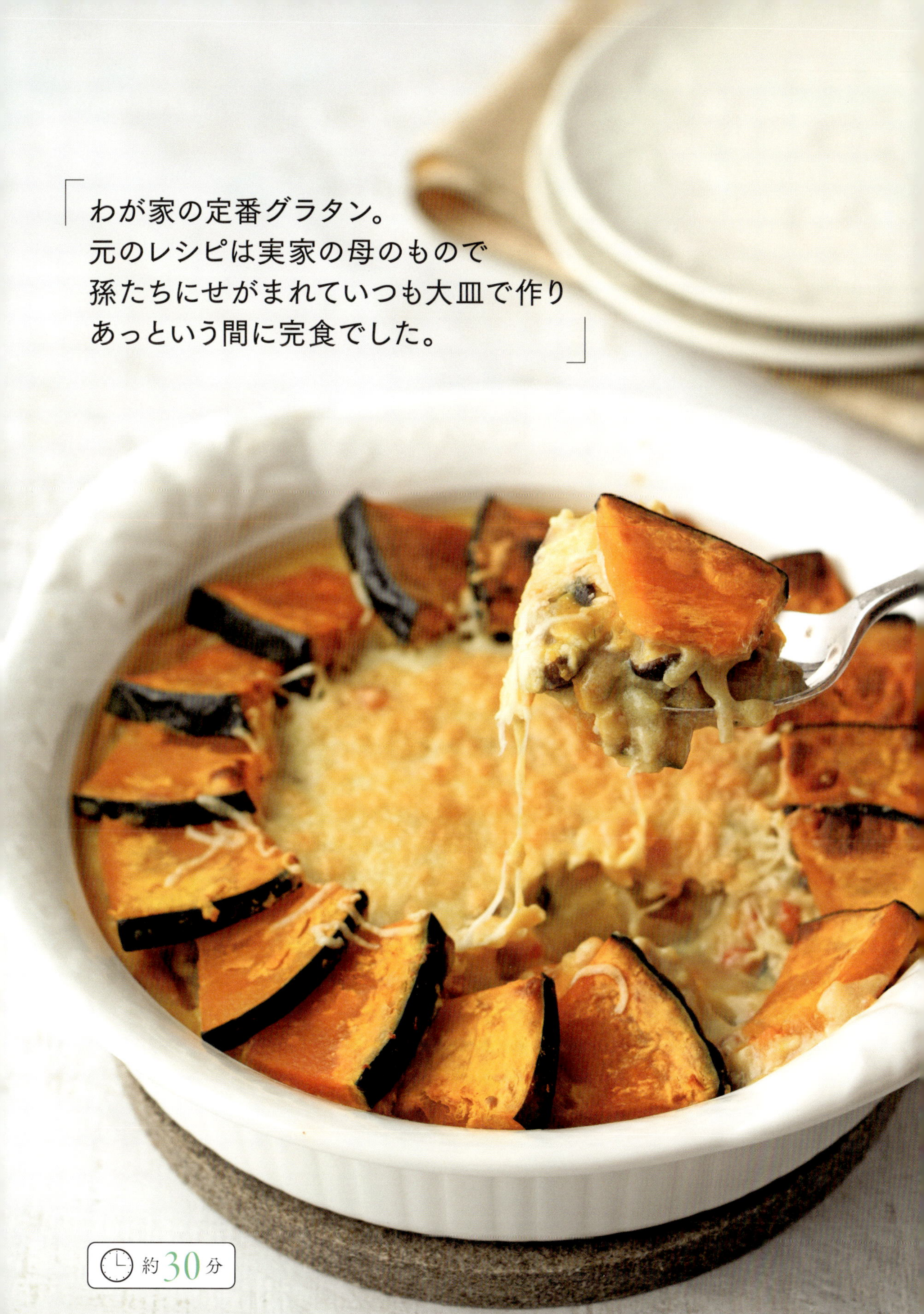

「わが家の定番グラタン。
元のレシピは実家の母のもので
孫たちにせがまれていつも大皿で作り
あっという間に完食でした。」

約30分

約30分

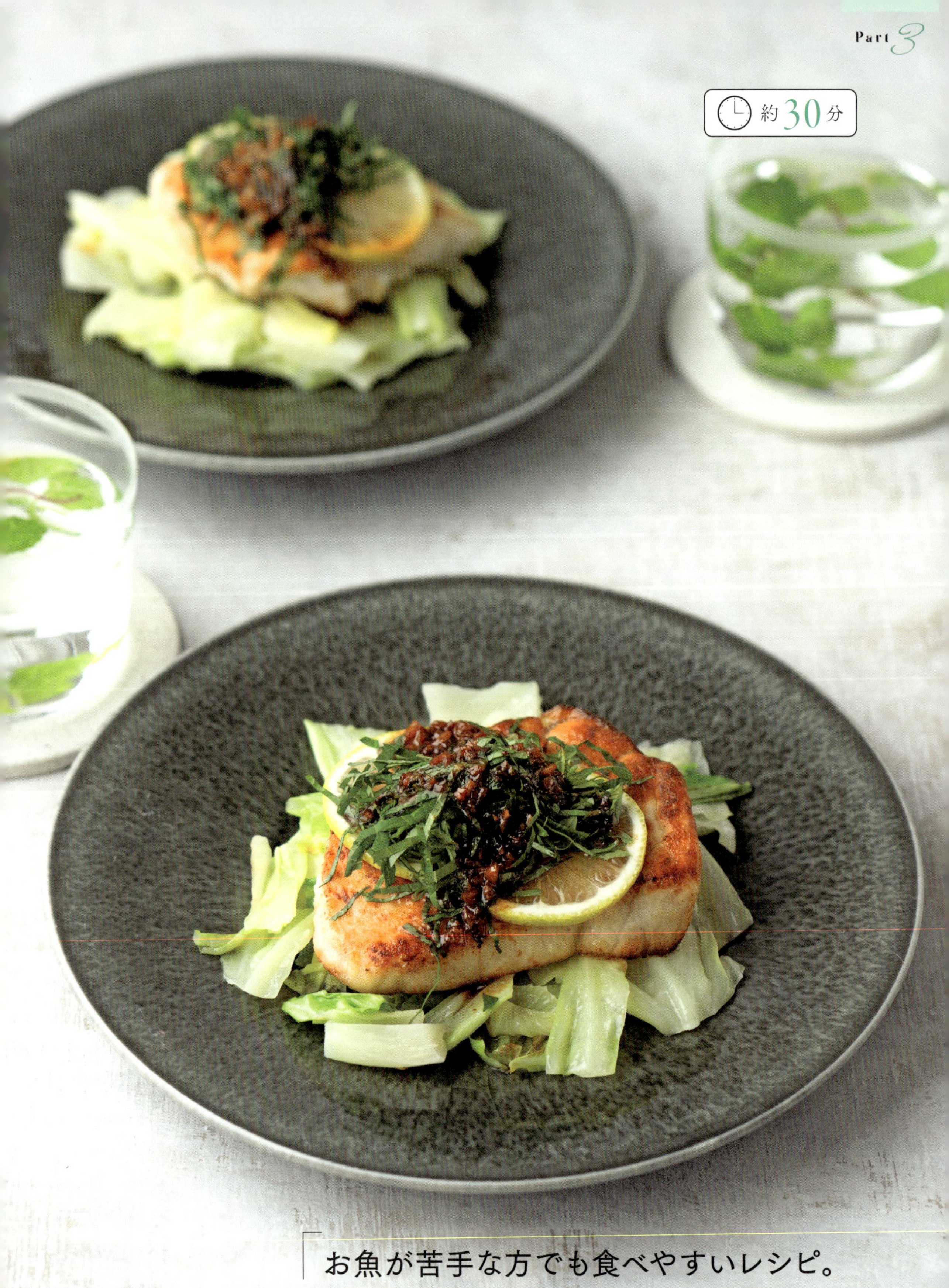

「お魚が苦手な方でも食べやすいレシピ。
青じそをたっぷりのせるのがポイントです。」

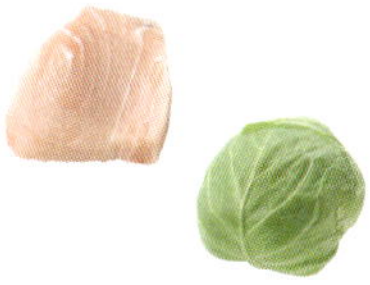

Cho-Katsu Recipe_02

かじきのソテー

下味に発酵食品の塩麹を使って、おいしさ&食感をアップ。焼くときにまぶす粉は小麦粉でもOKです。キャベツも蒸し焼きにすることでたっぷり食べられ、おなかも大満足。

1人分
333kcal
食物繊維
2.7g

材料（2人分）

かじき……2切れ
キャベツ……1/6個
塩麹……大さじ2
米粉……適量
塩……2つまみ
バター……10g
オリーブオイル……大さじ1/2
レモンの輪切り……4枚
青じそのせん切り……10枚分

〈ガーリックソース〉
にんにくのみじん切り……1/2かけ分
しょうゆ……小さじ2
みりん……小さじ2
バター……10g

作り方

1 かじきは余分な水分をキッチンペーパーでふきとり、塩麹をまぶして10分以上おく。

2 キャベツは3～4cm角に切り、バターとともにフライパンに入れて火にかける。バターがとけてきたら全体にいきわたるようにまぜ、ふたをして5分ほど蒸し焼きにする。塩を振ってまぜ、器の中央に広げるように盛る。

3 1の余分な水分をぬぐい米粉をまぶす。2のフライパンにオリーブオイルを足して火にかけ、かじきを並べ入れて両面をこんがりと焼く。2の器のキャベツの上にのせ、レモン、青じそをのせる。

4 ガーリックソースを作る。3のフライパンににんにくとバターを入れて弱火にかけ、香りが立ったらしょうゆとみりんを加えて軽く煮て、3にかける。

point

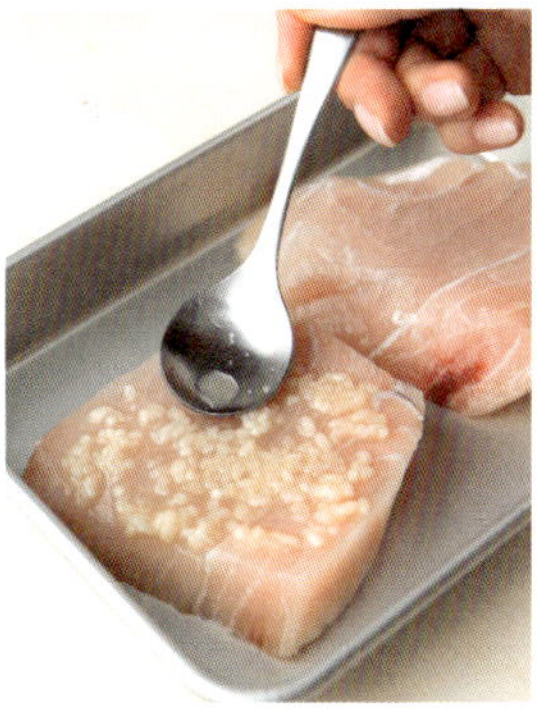

魚や肉の下味は塩麹がおすすめ。ほどよく味がつき、肉質がやわらかくなります。

point

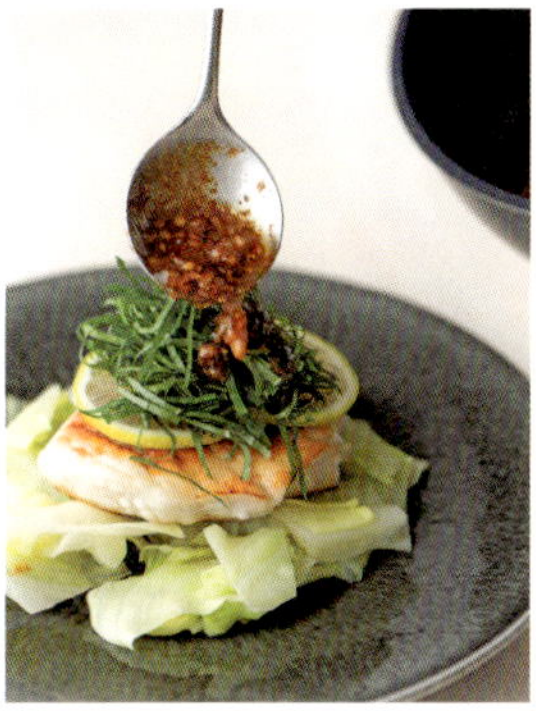

青じそはぜひたっぷりと。ソースを作ったら、熱々のうちにジュッとかけると風味が立ちます。

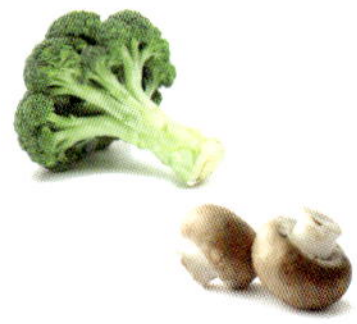

Cho-Katsu Recipe_03

たっぷり野菜のスペイン風オムレツ

カリウム豊富なズッキーニ、優秀な緑黄色野菜のブロッコリー、食物繊維が豊富なきのこが入った具だくさんのオムレツです。君島家では数種類のきのこを合わせて作ることも多いです。

1人分
176kcal
食物繊維
2.8g

材料（4人分）

ズッキーニ……1/2本
ブロッコリー……100g
玉ねぎ……1/2個
パプリカ（赤、オレンジ）……各1/2個
マッシュルーム……6～7個
パセリのみじん切り……大さじ2～3
塩、こしょう……各適量
オリーブオイル……大さじ2

〈卵液〉
卵……4個
A パルミジャーノ・レッジャーノ
……大さじ3
塩……1～2g
こしょう……適量

作り方

1 ズッキーニは1cm厚さのいちょう切り、ブロッコリー、玉ねぎ、パプリカは1cm角、マッシュルームは十文字に切る。

2 卵液を作る。大きめのボウルに卵を割りほぐし、Aを加えてまぜる。

3 直径が16～18cmのフライパンにオリーブオイルを熱し、玉ねぎ、マッシュルームをいためる。玉ねぎがしんなりしてきたらズッキーニ、ブロッコリー、パプリカを加えていため、全体に火が通ったら塩、こしょうを振り、2の卵液に加え、パセリも加えてまぜる。

4 再びフライパンを熱し、3を流し入れてまぜながら焼く。半熟状になり底面が固まったら返し、ふたをして中火で2分、弱火で4～5分焼く。フライパンから出し、落ち着かせてから切り分ける。

point

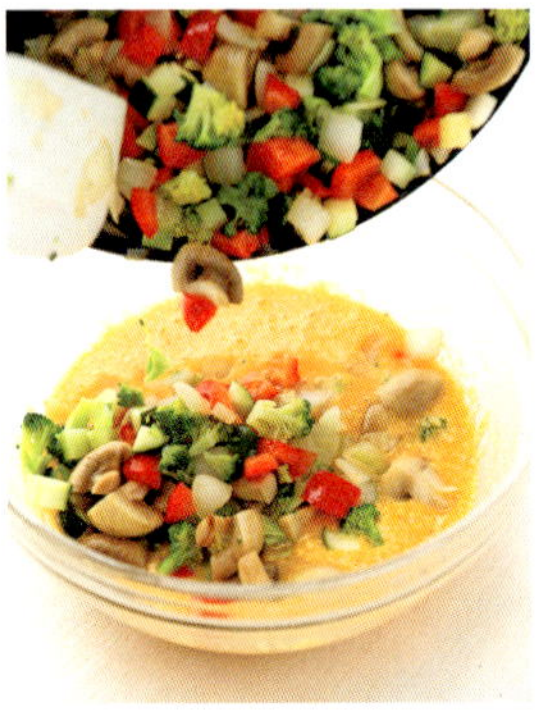

卵液を作るボウルは大きめにしておくのがポイント。火が通った野菜を加えて具だくさんのオムレツにします。

point

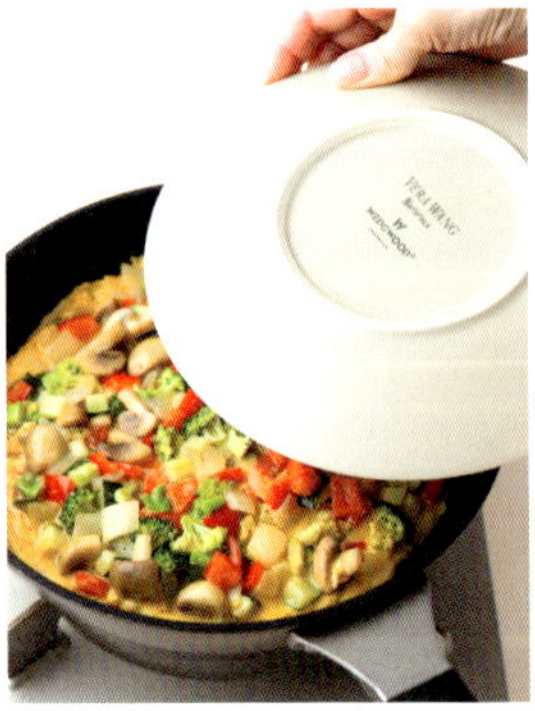

フライパンより小さめのふたや平皿をオムレツの上にのせてフライパンごとひっくり返し、すべらせるようにしてフライパンに戻し入れます。

約30分

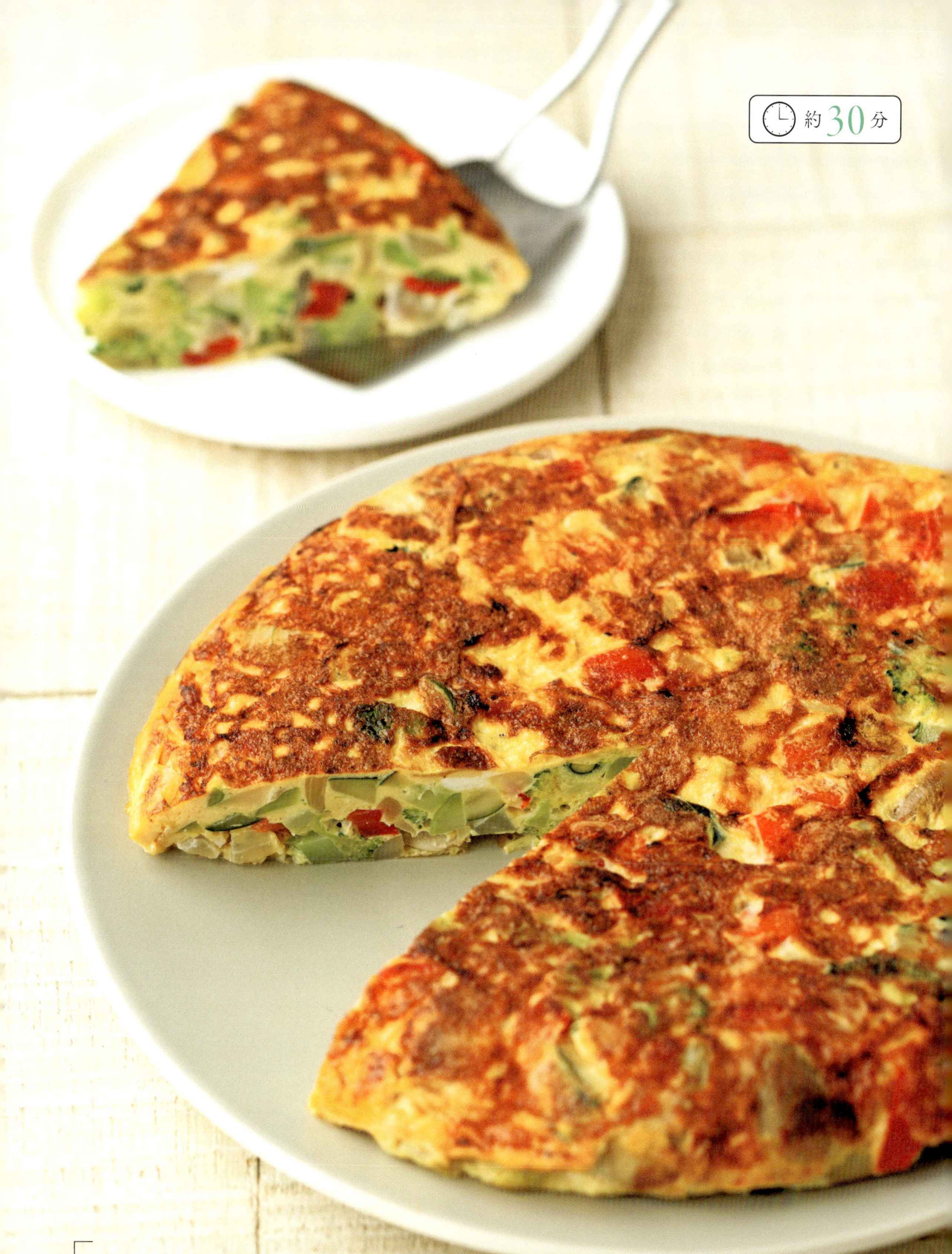

「インスタのお料理ライブ初回のレシピ。
今も根強くご好評いただいていて、うれしいです！」

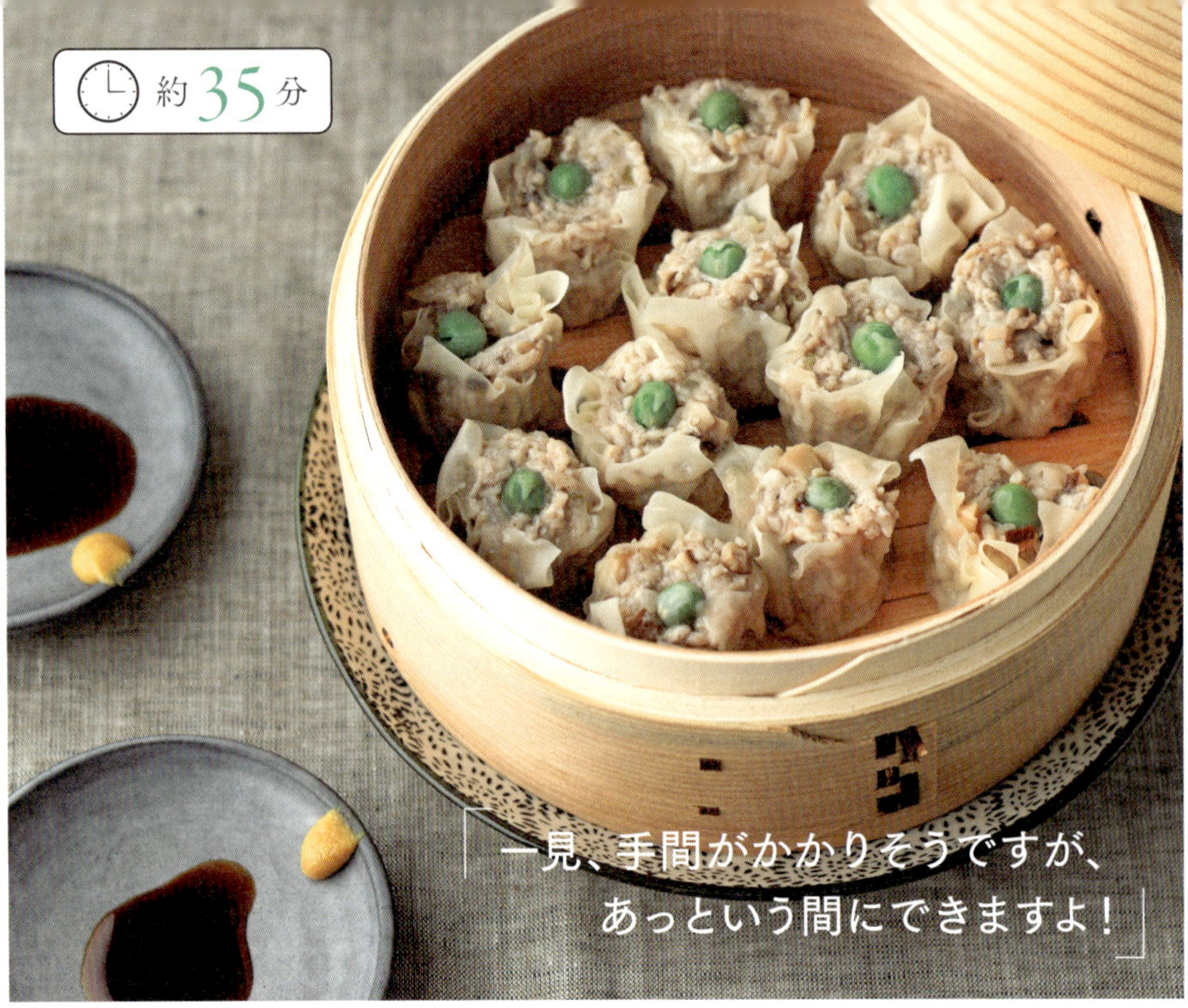

一見、手間がかかりそうですが、
あっという間にできますよ！

約35分

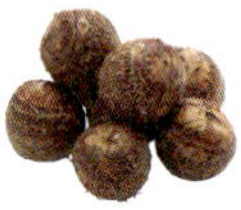

Cho-Katsu Recipe_04

しらたきと里いも入り 腸活シューマイ

しらたきは食物繊維やカルシウムが豊富で腸活にぴったり。しっかりまぜるのがポイントです。お好みで、米粉の皮でも作れます。からしじょうゆなどでどうぞ。

1人分
223kcal
食物繊維
4.8g

材料（2〜3人分）

シューマイの皮……25枚
豚ひき肉……150g
しらたき……1袋（200g）
里いも……1個（約70g）
干ししいたけ……2個
玉ねぎ……1/4個
グリーンピース（缶詰など）……25粒
A しょうがのすりおろし……1かけ分
　塩、こしょう……各少々
　しょうゆ、酒、砂糖……各小さじ1
かたくり粉……大さじ1

作り方

1 干ししいたけは水またはぬるま湯にひたしてもどし、水けをしぼってみじん切りにする。玉ねぎもみじん切り、しらたきは下ゆでしてざるにあげ、水けをよくきってみじん切りにする。

2 里いもは洗って皮のままラップで包み、電子レンジでやわらかくなるまで約2分加熱し、皮をむいてマッシャーなどでつぶし、あら熱をとる。

3 ポリ袋にひき肉と2を入れてよくねりまぜ、1のしいたけと玉ねぎ、半量のしらたき、Aを加えてよくまぜる。なじんだら残りのしらたきとかたくり粉を加えてしっかりまぜる。

4 ポリ袋の角を少しはさみで切り、シューマイの皮にしぼり出す（1枚につき具を大さじ1くらい）。たねを皮で下から包み込み、底を平らにならして上にグリーンピースをのせる。

5 深めのフライパンまたはなべなどに水を入れて蒸し台をおき、火にかける。沸騰したら4を並べて、ふたをして10分ほど蒸す。

※グルテンが気になる方は皮を米粉の餃子の皮で代用してください。その場合は、たねがのっていない部分の皮に水をつけて成形し、上記より3〜4分長く蒸して火を通します。

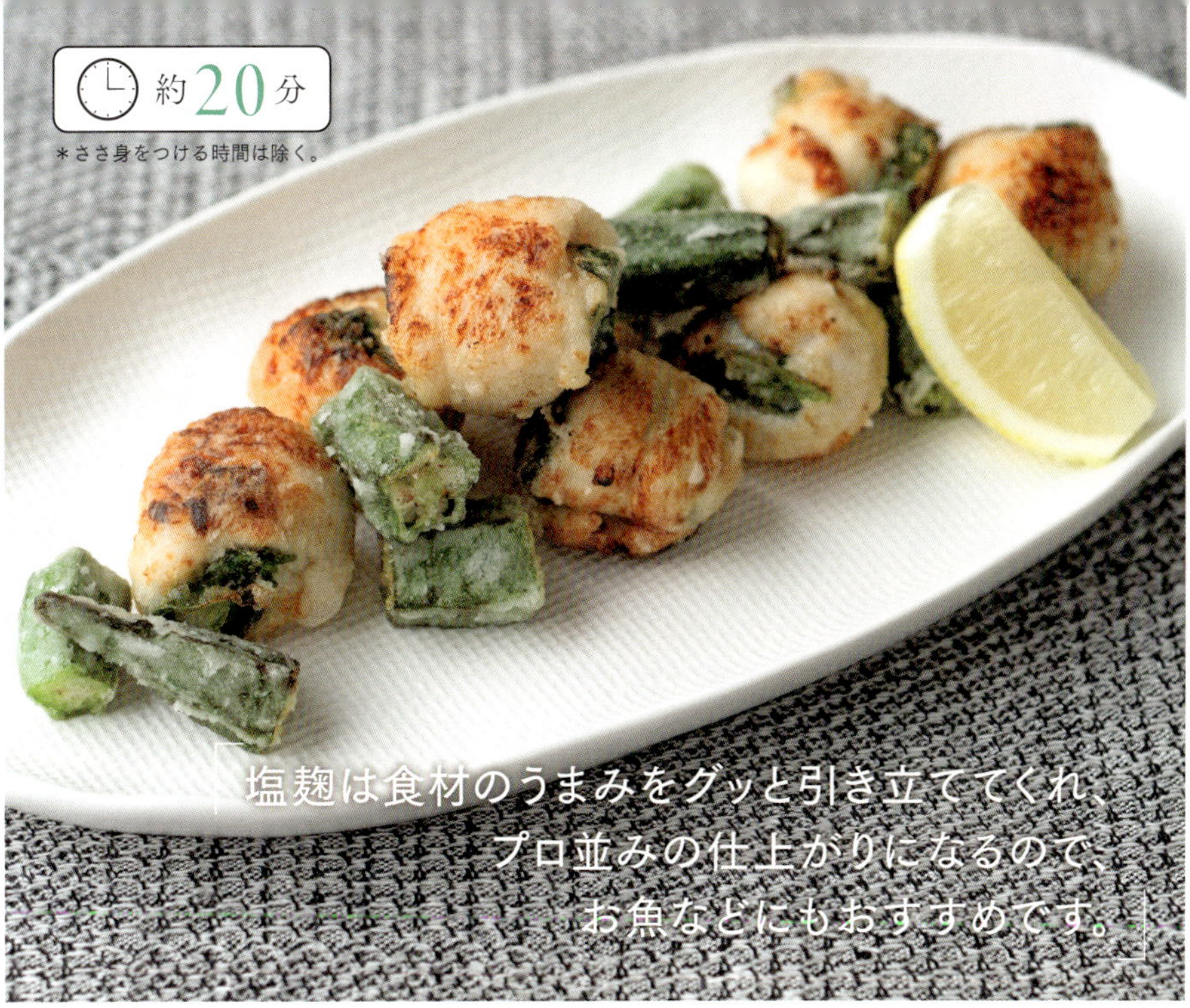
約20分
＊ささ身をつける時間は除く。
塩麹は食材のうまみをグッと引き立ててくれ、
プロ並みの仕上がりになるので、
お魚などにもおすすめです。

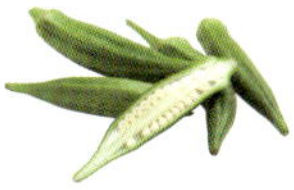

Cho-Katsu Recipe_05

オクラと鶏ささ身のコロッと焼き

オクラや塩麹、レモン、にんにくなど、腸活食材をたくさん使ったレシピ。鶏ささ身は塩麹につけることで、しっとりやわらかくなります。おつまみにもお弁当のおかずにもおすすめです。

材料（2人分）

オクラ……1袋
鶏ささ身……200g
青じそ……8枚
A 塩麹……大さじ2
　にんにくのすりおろし
　　……小さじ1/2
　しょうがのすりおろし
　　……小さじ1/2
しょうゆ……小さじ1
かたくり粉……適量
米油……適量
レモンのくし形切り
　……2切れ

作り方

1 ささ身は縦5mm厚さに切ってポリ袋に入れ、Aを加えてもみ込む。空気を抜いて口をしばり、冷蔵室で30分ほどつける。青じそは縦半分に切る。

2 オクラはネットに入れたまま塩小さじ1（分量外）を振ってこすり合わせ、水でさっと洗う。へたを切り落としてから1.5cm長さに切り、ボウルに入れてしょうゆをかけ、なじませる。

3 1のささ身をとり出して軽くつけだれをとる（ざっと手でぬぐう程度でOK）。ささ身1切れを縦において1の青じそを1切れのせ、手前からクルクル巻き、表面にかたくり粉をまぶす。

4 フライパンに少し多めの油を熱し、2にかたくり粉をまぶして入れ、途中転がしながら全面がカリッとなるまで揚げ焼きにする。

5 オクラをとり出したら余分な油をキッチンペーパーでふきとり、3の巻き終わりを下にして焼き始める。転がして表面全体が焼けたら水大さじ2を振り入れてふたをし、1分ほど蒸し焼きにしたらふたをあけ、転がしながら汁けがとぶまで焼く。4とともに器に盛り、レモンを添える。

1人分
215kcal
食物繊維
2.7g

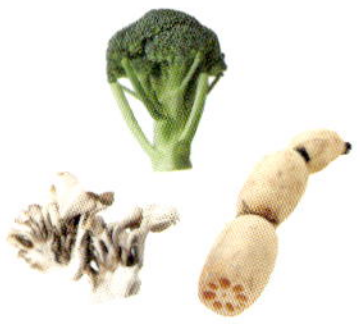

Cho-Katsu Recipe_06

腸活フリット

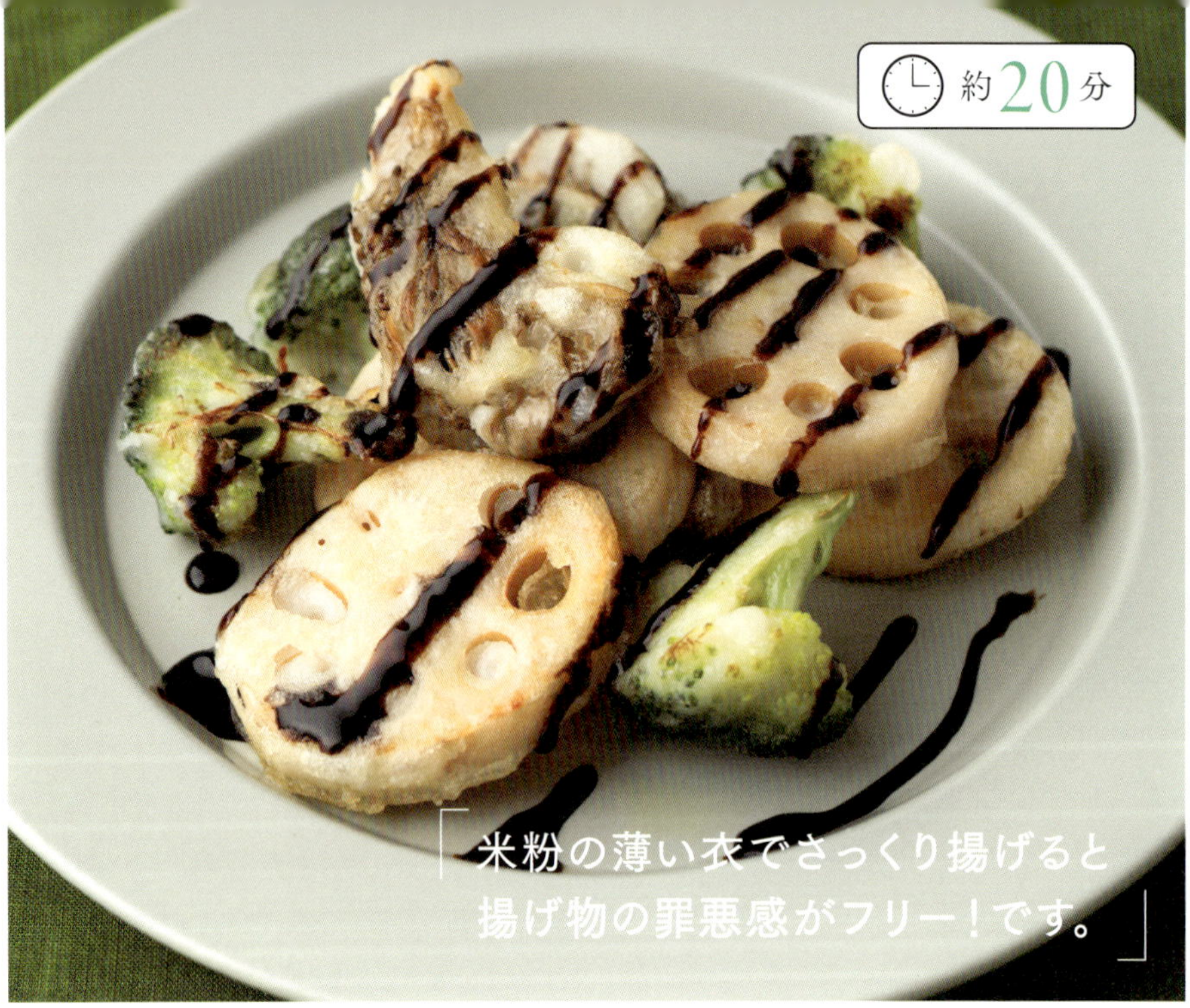
約20分
「米粉の薄い衣でさっくり揚げると
揚げ物の罪悪感がフリー！です。」

バルサミコクリームの甘ずっぱい味わいが
食材のおいしさを引き立てます。
まいたけとブロッコリーはしっかりと押さえて、
少しつぶすようにしながら揚げ焼きにするのがポイント。

1人分
324kcal
食物繊維
1.8g

材料（2人分）

れんこん……60g
まいたけ……30g
ブロッコリー……30g
A 米粉[*1]……50g
｜水……100ml
米粉……20g
オリーブオイル
……大さじ3
塩……少々
バルサミコクリーム[*2]
……適量

作り方

1 れんこんは1cm厚さの輪切りにする。まいたけは大きめの一口大にする。ブロッコリーは食べやすい大きさに切る。

2 ボウルにAを入れてよくまぜる（スプーンでたらすとなめらかに落ち、落ちた生地の跡がすっと消えるくらいが目安）。

3 1に米粉を薄くまんべんなくまぶす。

4 フライパンにオリーブオイルを熱し、3を2にさっとくぐらせてから並べ入れ、揚げ焼きにする。きつね色になったら返し、フライ返しなどで上から押さえて焼き上げる。

5 両面カリッと焼けたら油をきり、塩を振って器に盛り、バルサミコクリームをかける。

＊1米粉は小麦粉でも代用できます。小麦粉で作る場合のAの分量は小麦粉60g、水80ml。まぶす粉は同量です。
＊2バルサミコクリームが手に入らない場合は、バルサミコ酢を半量まで煮詰めたもので代用できます。

Cho-Katsu Recipe_07

腸活五色納豆

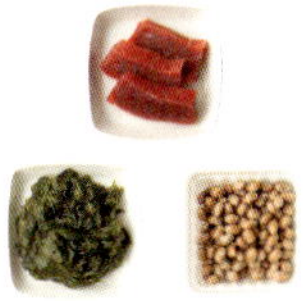

お刺し身に、納豆やめかぶのねばねば食品、食感のよいきゅうりとたくあんを合わせた、手軽に作れる一品です。たれは、納豆とめかぶ付属のたれにごま油の風味をきかせてひと工夫。

1人分
171kcal
食物繊維
2.9g

約10分

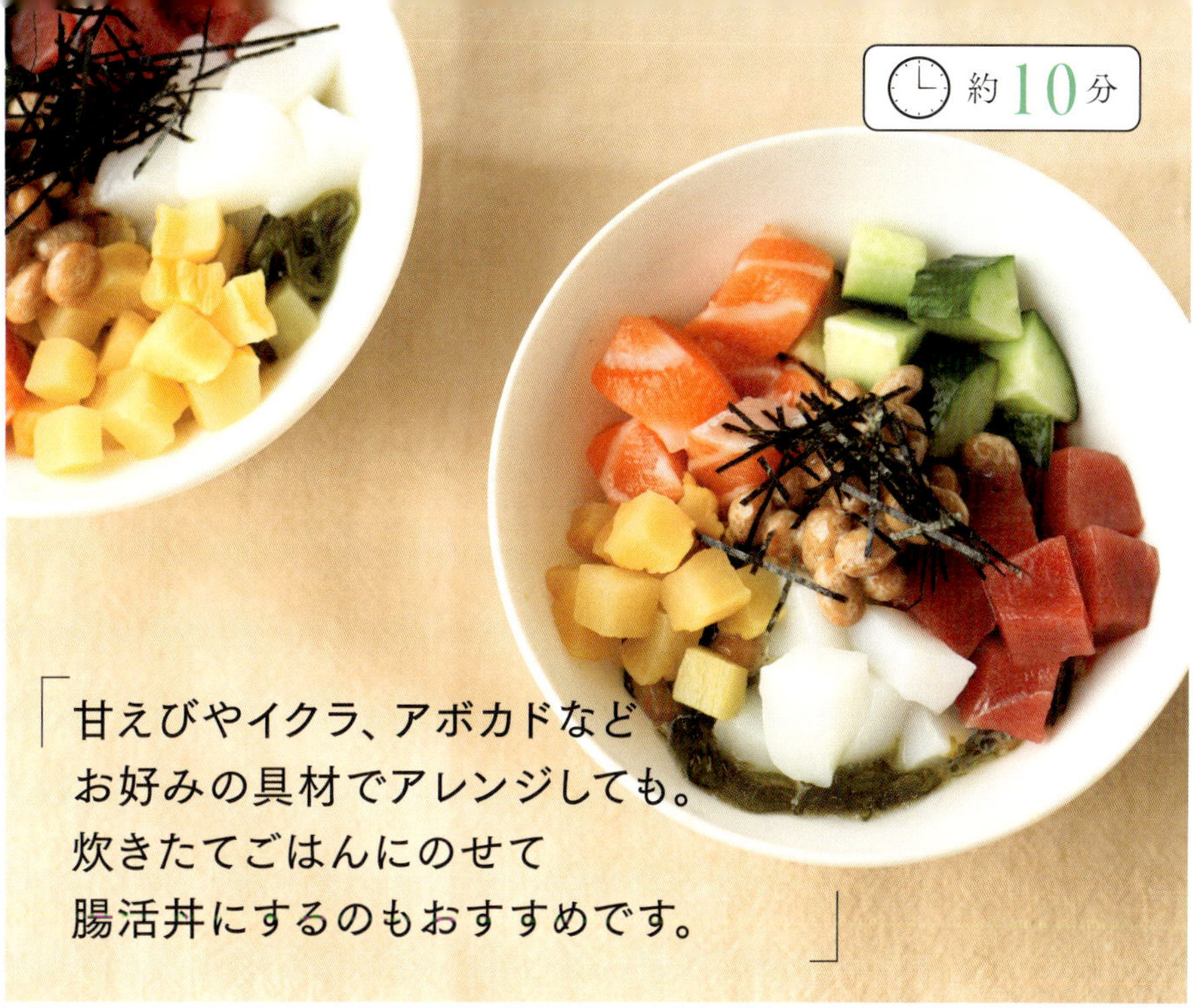

「甘えびやイクラ、アボカドなど
お好みの具材でアレンジしても。
炊きたてごはんにのせて
腸活丼にするのもおすすめです。」

材料（2人分）

納豆（たれつき）
……1パック
めかぶ（たれつき）
……1パック
きゅうり……1/3本
たくあん…… 2枚
いか（刺し身用）……30g
サーモン（刺し身用）
……30g
まぐろ（刺し身用）……30g
ごま油……大さじ1
刻みのり…… 適量

作り方

1 きゅうり、たくあん、刺し身はそれぞれ1cm角に切る。

2 ボウルに納豆付属のたれ、めかぶ付属のたれをまぜ合わせ、ごま油を加えてよくまぜる。

3 器にめかぶ、1の具材、納豆を彩りよくのせ、刻みのりを散らし、2のたれをかける。

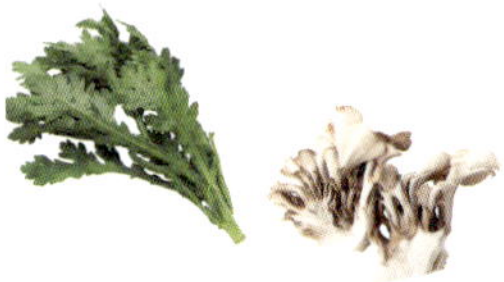

Cho-Katsu Recipe_08

腸活石狩ごはん

鮭に含まれる赤い色素のアスタキサンチンは抗酸化力が高く、エイジングケアにもおすすめ。具材をお米にのせて炊くだけなので、忙しい日に大助かりの一品です。

1人分
438kcal
食物繊維
2.7g

材料（2～3人分）

米……360ml（2合）
甘塩鮭……1切れ
しゅんぎく……1/3束
まいたけ……1パック
しょうが……1かけ
みそ……大さじ1
バター……5g

作り方

1 米を洗ってなべ（または炊飯器）に入れ、水430mlを注いでみそを加え、まぜてとかす。

2 しゅんぎくは葉と茎に分けて茎は1cm幅に切り、葉はざく切りにする。しょうがはせん切りにし、まいたけは小房に分ける。

3 1にしょうがとまいたけ、しゅんぎくの茎、鮭を順にのせて炊飯する。

4 炊きあがったら鮭の皮と骨をとり除き、しゅんぎくの葉を散らしてバターをのせ、ふたをして10分ほど蒸らす。鮭をほぐしてまぜ合わせる。

point

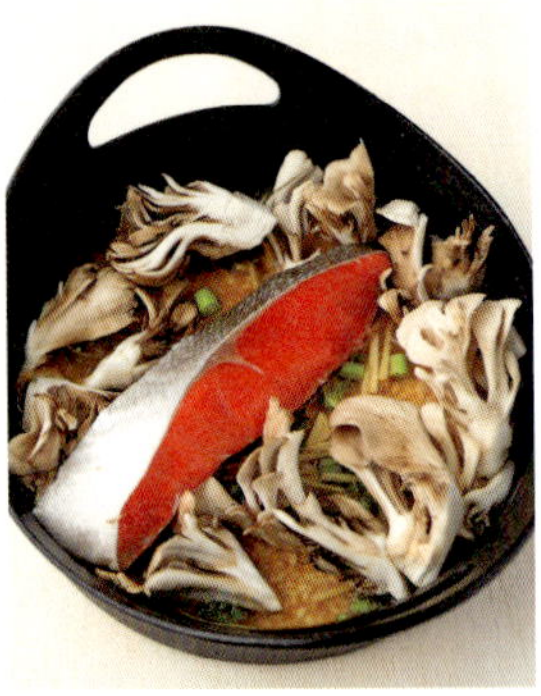

みそはとかして全体にいきわたらせます。具材は上にのせて炊飯し、炊きムラを防ぎます。

point

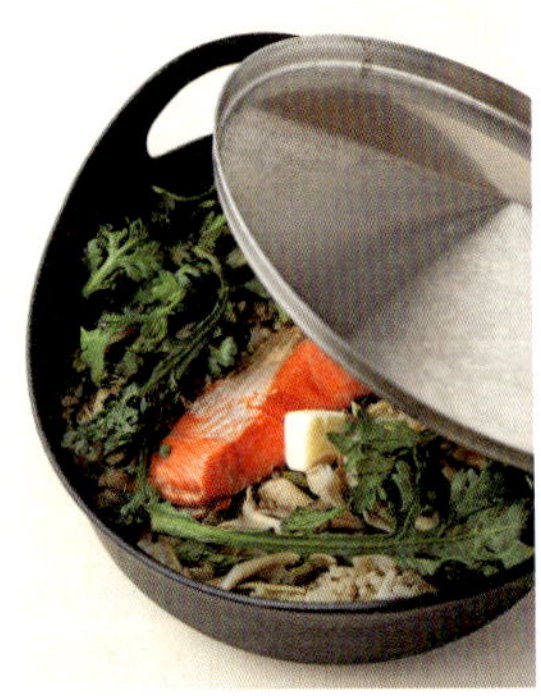

しゅんぎくの葉は余熱で火を通すことで食感と風味を残します。余熱でバターもとけてコクがアップ。

約40分

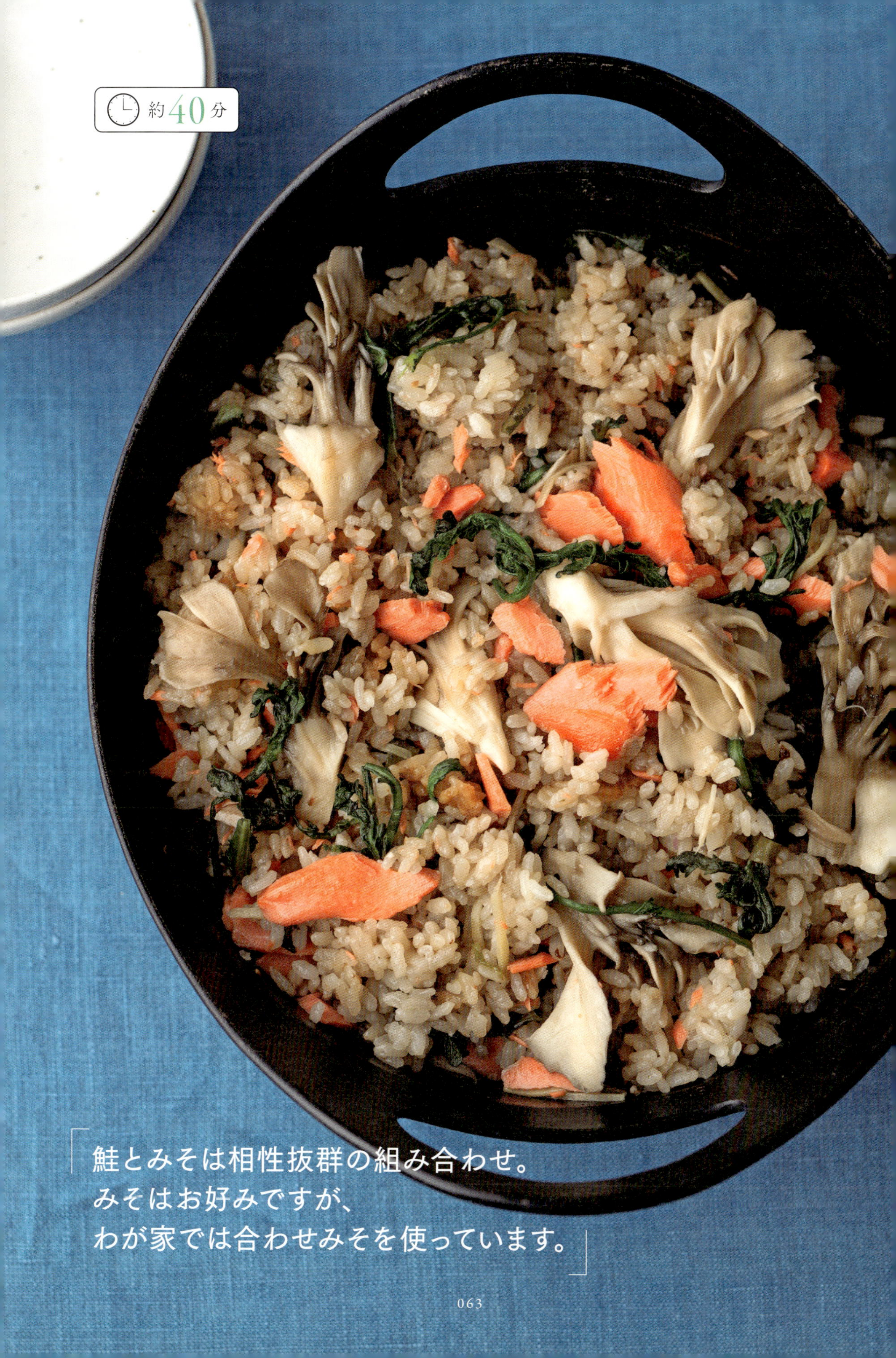

「鮭とみそは相性抜群の組み合わせ。
みそはお好みですが、
わが家では合わせみそを使っています。」

約20分

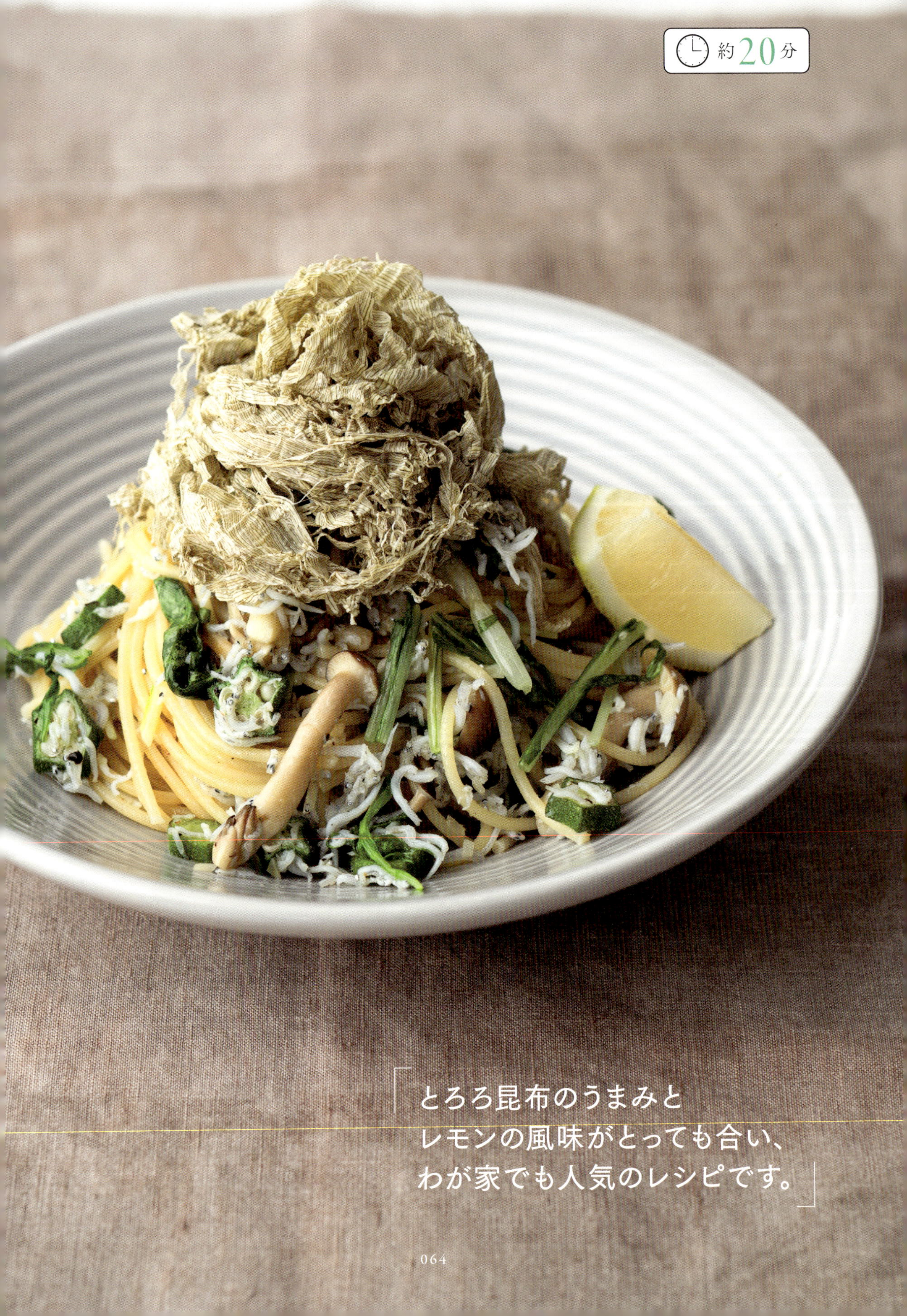

「とろろ昆布のうまみと
レモンの風味がとっても合い、
わが家でも人気のレシピです。」

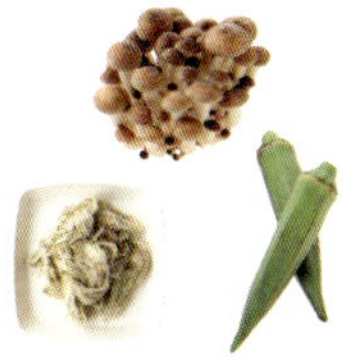

Cho-Katsu Recipe_09

きのことオクラ、とろろ昆布の和風パスタ

食欲をそそるにんにくと、とろろ昆布の風味豊かな味わいで、食材の味をしっかりと楽しめる一品です。腸活の定番食材、きのこやオクラも合わせて腸内環境をととのえていきましょう。

1人分
529kcal
食物繊維
11.0g

材料（2人分）

パスタ……2人分（150g程度）
しらす干し……100g
オクラ……1袋
水菜……1/2袋
しめじ……1パック
にんにく……1かけ
塩……適量
しょうゆ……小さじ1
こしょう……適量
オリーブオイル……大さじ3
とろろ昆布……10g
レモンのくし形切り……2切れ

作り方

1 水菜は4cm長さに切る。にんにくはみじん切り、しめじはほぐす。

2 オクラはネットに入れたまま塩小さじ1を振ってこすり合わせ、さっと洗う。なべに湯を沸かしてオクラを入れ、30秒ほどゆでてざるにあげる。あら熱がとれたら5mm厚さに切る。

3 なべにたっぷりの湯を沸かして塩適量を入れ、パスタを表示時間どおりゆでる。

4 大きめのフライパンにオリーブオイルとにんにくを入れて弱火で熱し、香りが立ったらしめじとオクラを加えて中火でいためる。しめじがしんなりしたら、水菜としらすを加えてさらに30秒いため合わせる。

5 パスタがゆであがったらざるにあげて湯をきり、4のフライパンに加え、しょうゆを加えてまぜる。塩小さじ1、こしょうを加えて味をととのえ、器に盛り、とろろ昆布をのせてレモンを添える。

point

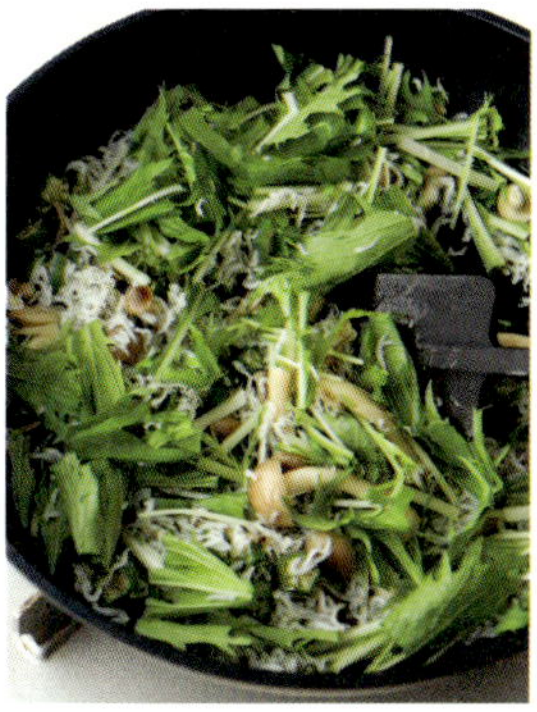

水菜はあまり火を通しすぎず、少しシャキシャキ感が残るくらいに仕上げるのがポイント！

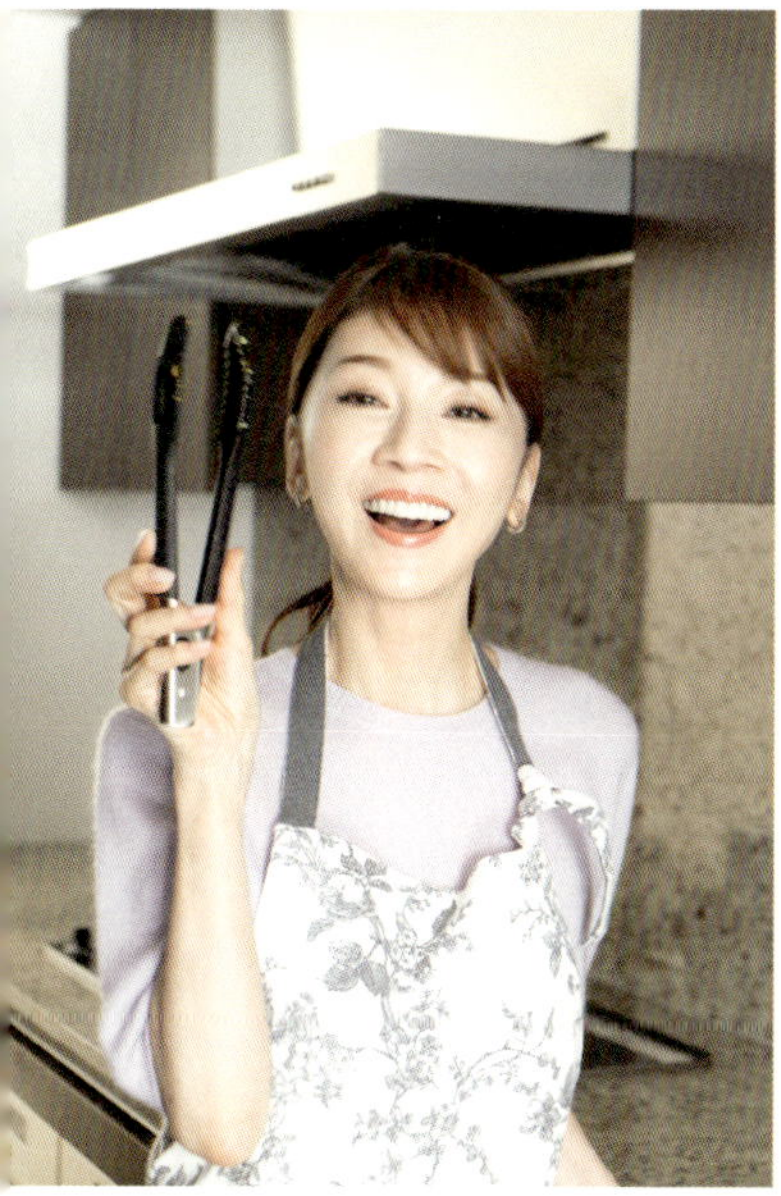

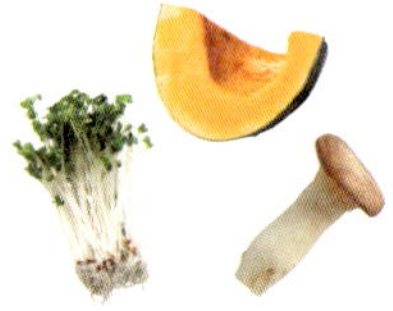

Cho-Katsu Recipe_10

腸活チキンオーバーライス

夏の暑い時期にぴったり！トルコ発祥の料理で、スパイシーかつ野菜たっぷりのひと皿です。お洒落なワンプレートレシピで、カフェ気分を味わいながら栄養バランスをととのえましょう。

1人分
747kcal
食物繊維
13.4g

材料（2人分）

あたたかいごはん ……300g
鶏むね肉 ……100g
紫キャベツ……1/8個
エリンギ……50g
かぼちゃ……1/8個
パプリカ（赤）……30g
アボカド……1個
ミニトマト ……4～5個
小松菜…… 50g
赤玉ねぎ……1/6個
ライムのしぼり汁……1/4個分

A 酢…… 大さじ3
砂糖 …… 大さじ1
塩 ……小さじ1/2

B 塩……小さじ1/2
カレー粉……大さじ1
オリーブオイル……大さじ1

ジェノベーゼソース（市販）……1人分
ブロッコリースプラウト……適量
くるみ（いったもの）…… 15g

作り方

1 紫キャベツのマリネを作る。紫キャベツはせん切りにし、A の塩をまぶして10分ほどおく。水けをしぼって残りのAとともにポリ袋に入れてもみ込み、空気を抜いて口をしばり、冷蔵室に入れる。

2 鶏肉は皮を除いて1cm角に、エリンギは1cm角に切る。

3 フライパンにBのオリーブオイルを熱し、2の鶏肉をいためる。火が通ったらエリンギを加えてさっといため、残りのBを加えていため合わせる。あたたかいごはんを加えてよくまぜ、器に盛る。

4 かぼちゃは種とわたを除いてラップで包み、電子レンジで2～3分、やわらかくなるまで加熱してから1cm角に切る。パプリカ、アボカドは1cm角、ミニトマトは十文字に切り、小松菜は1cm長さに切る。

5 赤玉ねぎは薄切りにして水にさらし、水けをしぼって大きめのボウルに入れ、4、ジェノベーゼソース、ライムのしぼり汁を加えてまぜる。

6 3の上に5をたっぷりかける。1のマリネ、スプラウトをのせ、細かくくだいたくるみを散らす。

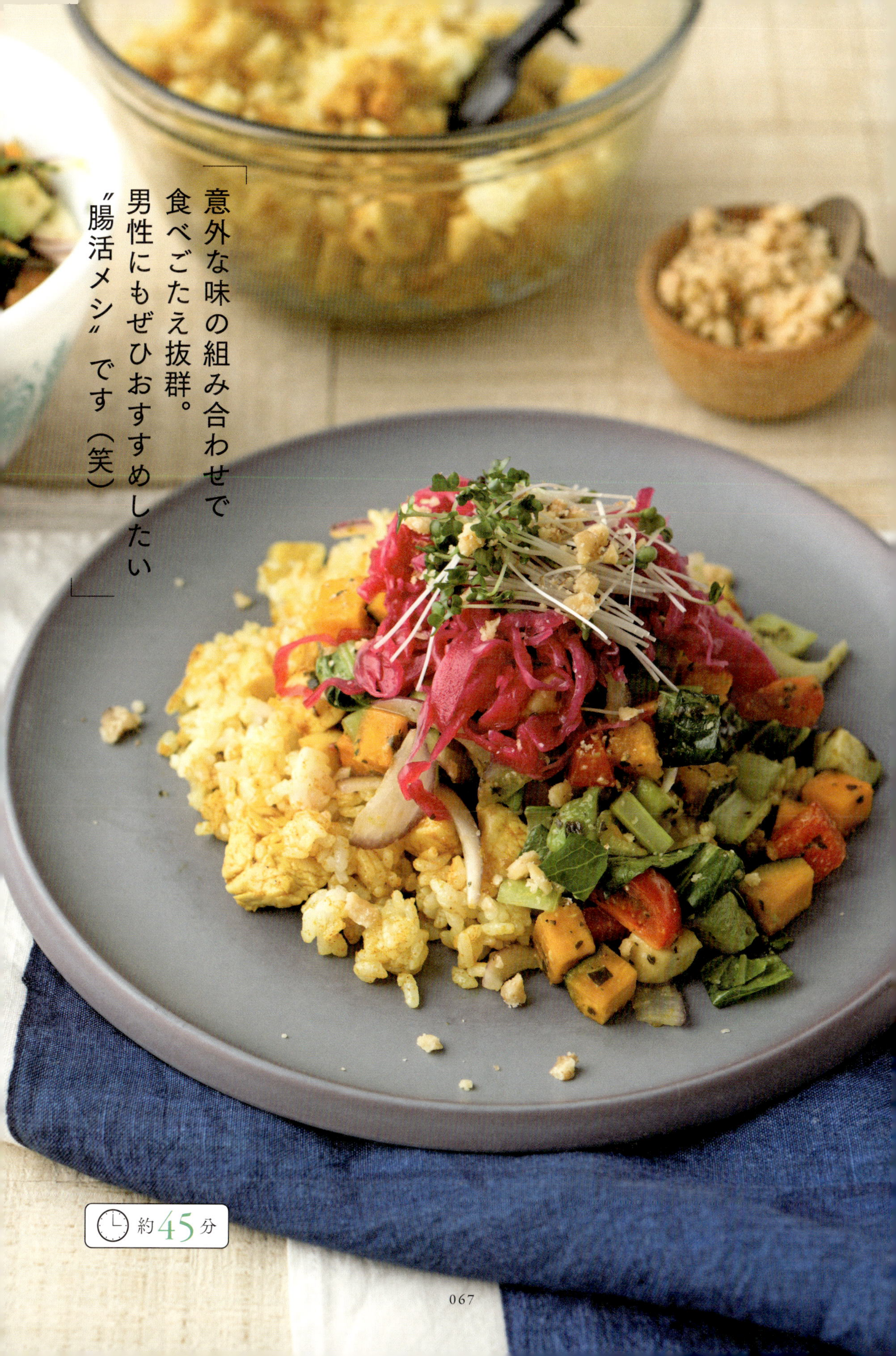
「意外な味の組み合わせで
食べごたえ抜群。
男性にもぜひおすすめしたい
〝腸活メシ〟です（笑）」
約45分

⏰ 約30分
＊昆布をひたす時間を除く。

Part 3

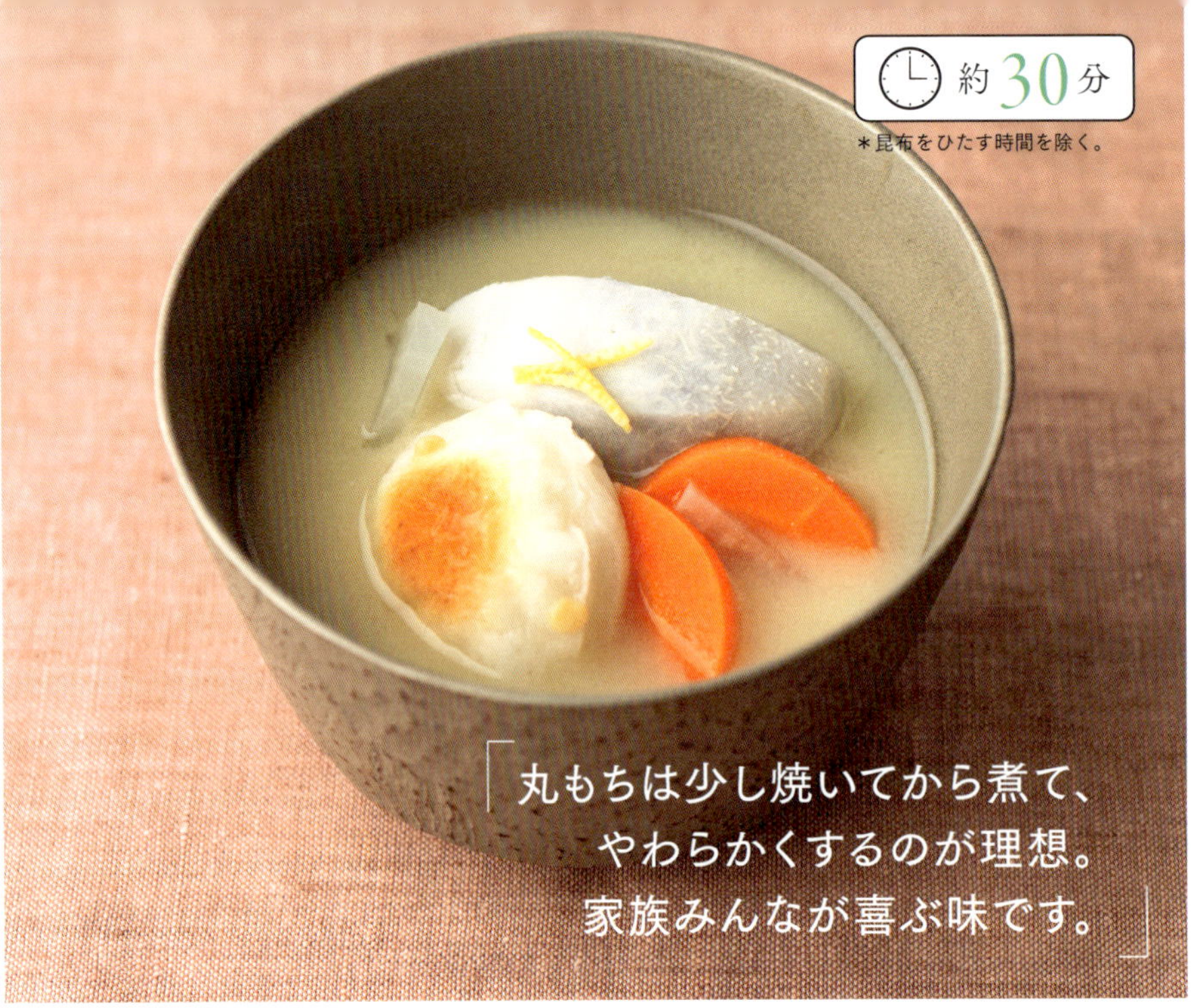

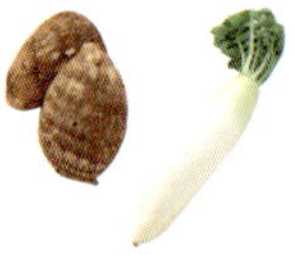

Cho-Katsu Recipe_11

白みそのお雑煮

「丸もちは少し焼いてから煮て、やわらかくするのが理想。家族みんなが喜ぶ味です。」

君島家では毎年、お正月に3種のお雑煮を食べます。そのひとつが夫婦ふたりの思い出の味、京風のお雑煮です。白みそをといたら少しとろみがつくまで煮詰めると、コクのある味わいになり、丸もちにピッタリ！

材料（2人分）
- 丸もち……2個
- 里いも……大2個
- にんじん……3cm
- 大根……5cm
- 昆布……5g
- 白みそ……大さじ2～3
- 塩、薄口しょうゆ……各少々
- ゆずの皮……少々

作り方

1. なべに水400mlを入れ、昆布を約30分ひたす。

2. 里いもは、串がスッと通るまでゆでる。にんじんは5mm厚さの輪切り、大根は5mm厚さのいちょう切りにしてかために下ゆでする。

3. 1を火にかけ、煮立つ直前に昆布をとり出し、塩と薄口しょうゆ、2を加える。3～4分煮たら白みそを加えてとき、弱火で少し煮詰める。

4. 丸もちはオーブントースターで香ばしく焼き、3に加えてやわらかくなるまで加熱する。器に盛り、ゆずの皮を飾る。

※焼いた丸もちを煮るときは、くっつかないように気をつけてください。

1人分
225kcal
食物繊維
5.1g

Cho-Katsu Recipe_12

れんこんともち麦の豆乳雑炊

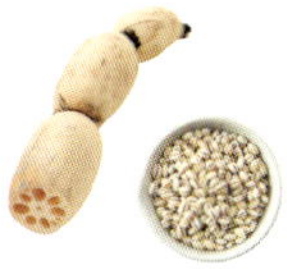

外食やイベントなどが続いて、食べすぎちゃったおなかにちょうどよい腸活レシピです。れんこんには水溶性、不溶性両方の食物繊維が含まれています。

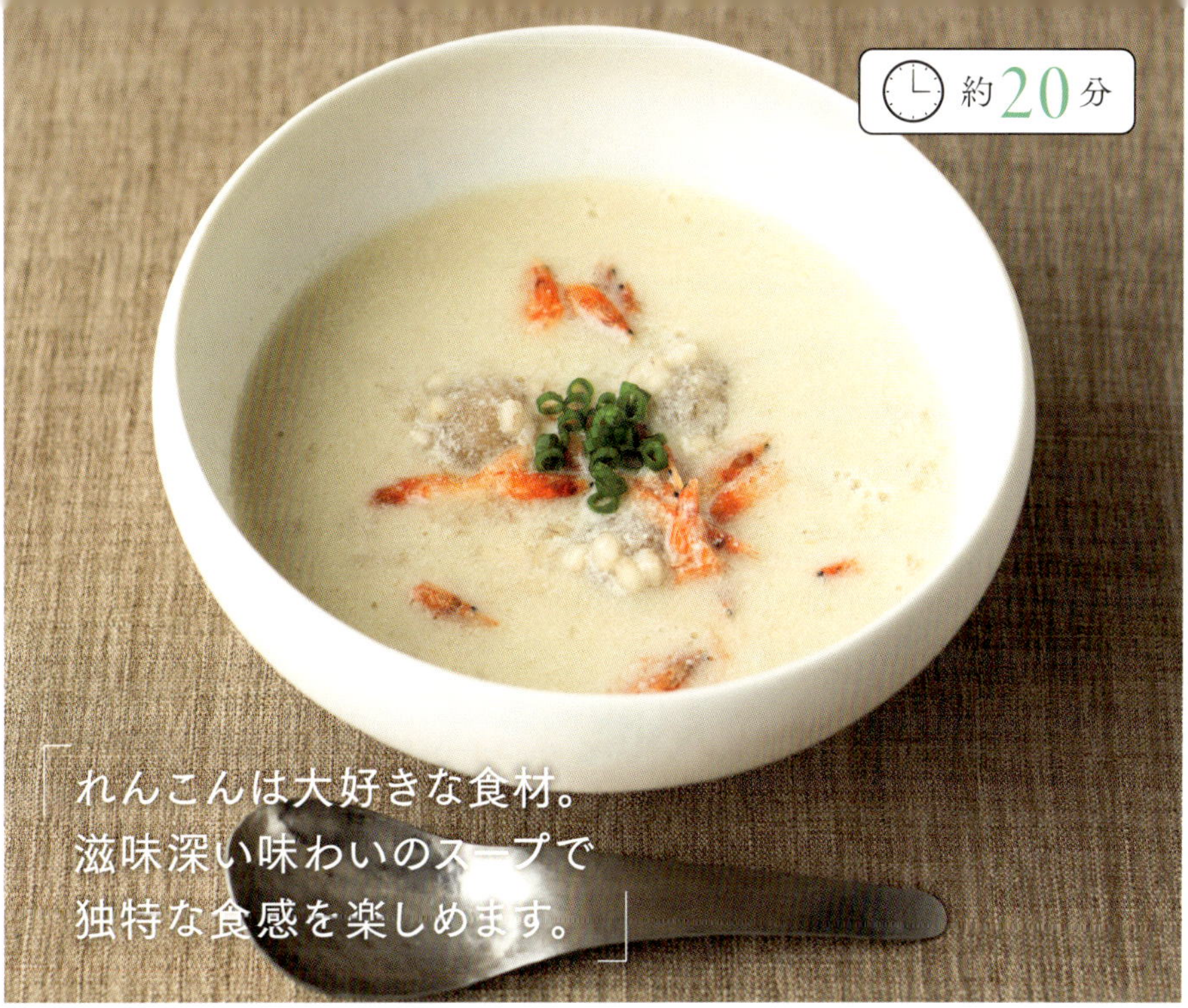
約20分
「れんこんは大好きな食材。
滋味深い味わいのスープで
独特な食感を楽しめます。」

材料（2〜3人分）

れんこん……120g
もち麦……50g
A かたくり粉……大さじ1
しょうがのすりおろし……小さじ1/4
塩……1つまみ
しょうゆ、酒……各小さじ1/4
だし……400ml
B 薄口しょうゆ……大さじ1
酒……大さじ1と1/2
白みそ……大さじ1
無調整豆乳……200ml
桜えび……3g
細ねぎの小口切り……少々

作り方

1 れんこんはすりおろし、布巾などに包んで水けをしっかりしぼる（しぼり汁はとっておく）。

2 1のすりおろしをボウルに入れ、Aを加えてよくまぜ、直径2cmのだんご状に6個作る。

3 なべにだしを入れて火にかけ、Bを加えてひと煮立ちしたら火を弱め、2、もち麦を加えてふたをして弱火で10分煮る。

4 火を止め、白みそを水大さじ2でといてから3に加え、豆乳、1のれんこんのしぼり汁を加えて弱火で5分ほどあたためる（煮立たせない）。

5 桜えびを加えてひとまぜし、味をみて薄口しょうゆを加えて味をととのえる。 器に盛り、細ねぎをのせる。

1人分
140kcal
食物繊維
3.8g

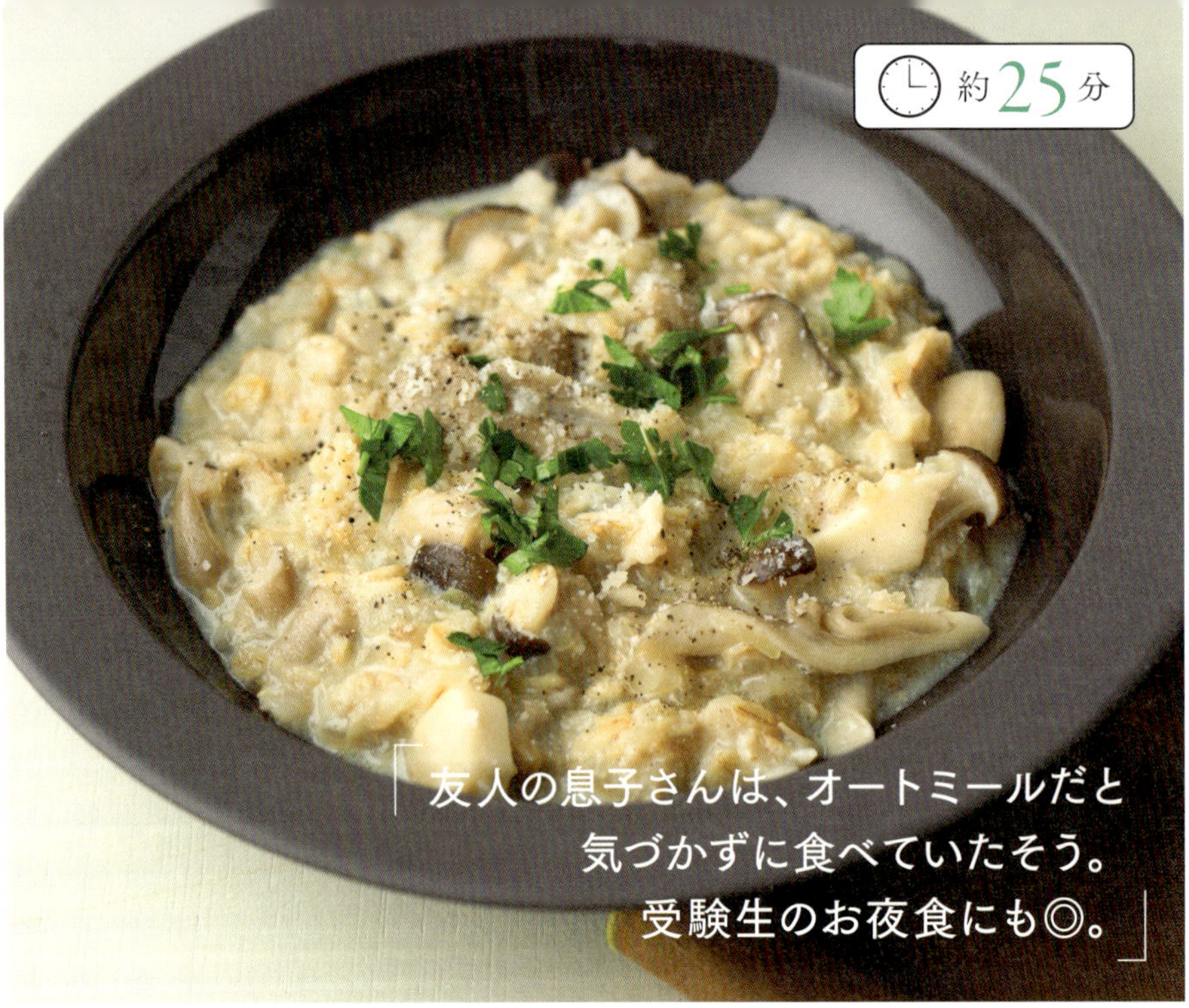
約25分
「友人の息子さんは、オートミールだと
気づかずに食べていたそう。
受験生のお夜食にも◎。」

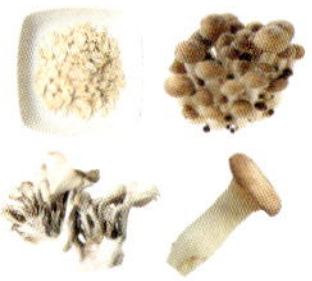

Cho-Katsu Recipe_13

きのことオートミールのリゾット

豆乳を加えたあとぐつぐつさせると分離してしまうのでゆっくりあたためる程度に。チーズの塩けがあるので味つけの塩は控えめにしています。余ったオートミールの消費にもおすすめ！

1人分
306kcal
食物繊維
6.4g

材料（2人分）

オートミール ……50g
きのこ（まいたけ、
エリンギ、しめじ）
……合わせて150g
にんにく……1/2かけ
玉ねぎ……1/2個
固形コンソメ……1個
無調整豆乳……150ml
塩 ……小さじ1/2
オリーブオイル
……大さじ2
パルミジャーノ・
レッジャーノ……15g
あらびき黒こしょう
……適量
イタリアンパセリ……少々

作り方

1 耐熱容器にオートミール、水100mlを入れてまぜ、ラップをかけずに電子レンジで1分30秒加熱し、とり出してよくまぜる。

2 にんにく、玉ねぎはみじん切りに、きのこは大きめのざく切りにする。

3 なべにオリーブオイルとにんにくを入れて弱火で熱し、香りが立ったら玉ねぎを加えて中火にしていため、玉ねぎが透き通ってきたらきのこを加えていためる。

4 きのこがしんなりしたら水100ml、コンソメ、1を加えて1分30秒煮る。豆乳を加えて弱火であたため（煮立たせない）、塩を加えて火を止める。器に盛り、チーズ、黒こしょうを振り、刻んだイタリアンパセリを散らす。

Cho-Katsu Recipe_14

生春巻き

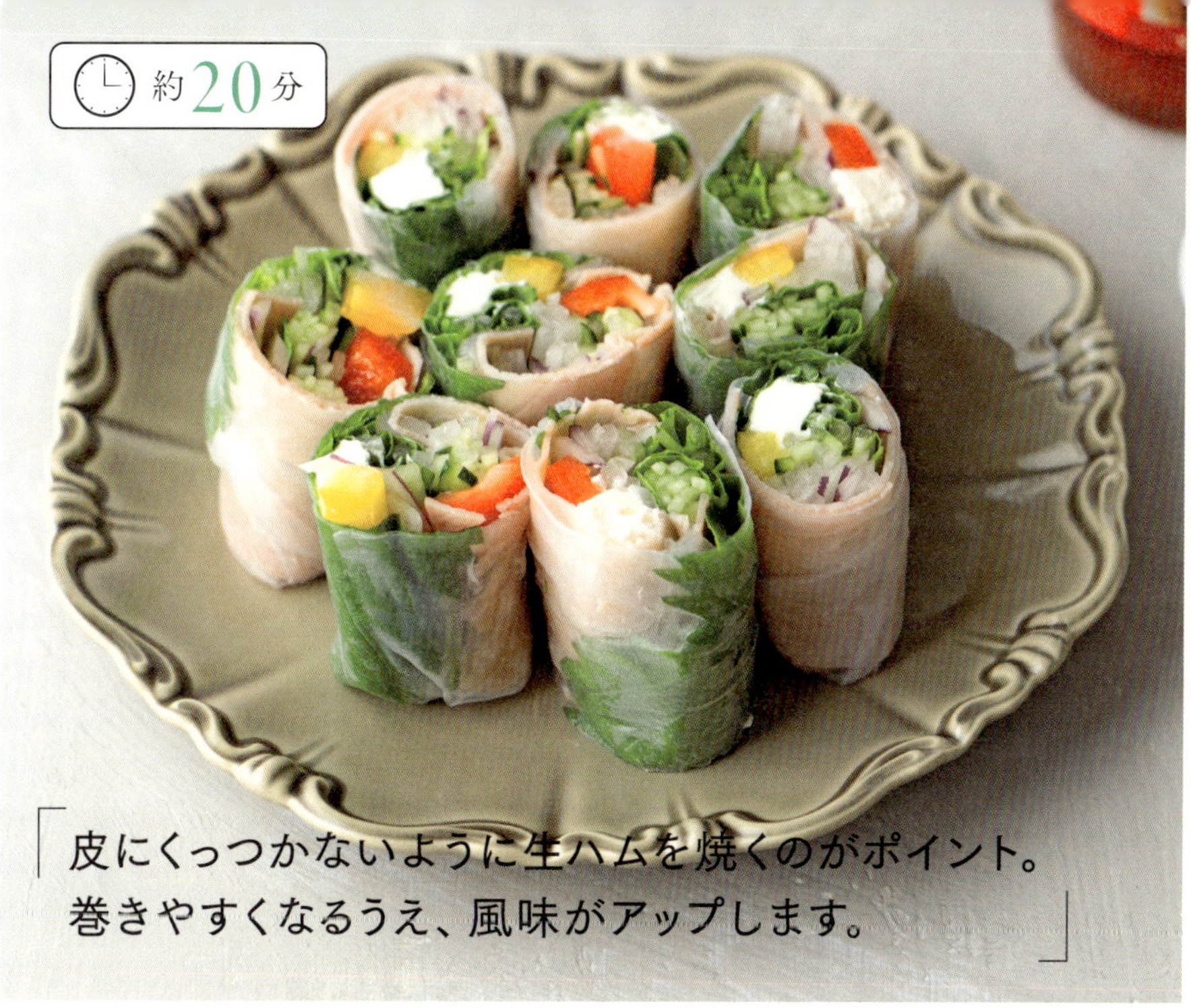

約20分

「皮にくっつかないように生ハムを焼くのがポイント。
巻きやすくなるうえ、風味がアップします。」

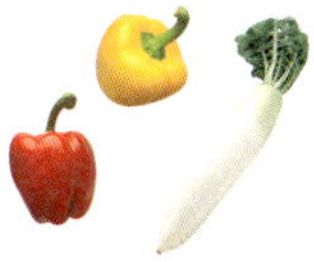

赤紫色がきれいな赤玉ねぎは辛みと刺激が少なく、疲労回復と代謝アップにおすすめ。青じそのかわりにパクチーを使うと、より本格的な味わいになります。

材料（2人分）

生春巻きの皮……6枚
大根……80g
赤玉ねぎ……1/4個
きゅうり……1/2本
水菜……30g
パプリカ（赤、黄）
……各35g
クリームチーズ（個包装）
……6個（90g）
生ハム……12枚
青じそ……12枚
スイートチリソース
……適量

作り方

1 大根、きゅうりはせん切り、赤玉ねぎは薄切り、水菜は4cm長さ、パプリカはそれぞれ縦6等分に切る。クリームチーズは縦に3等分に切る。

2 生ハムはフライパンでさっと両面を焼く（好みで生のままでもOK）。

3 生春巻きの皮1枚をさっと水でぬらし、左下の写真のように2を2枚、青じそを裏返して2枚おく。まん中にパプリカ適量をのせ、クリームチーズ3切れ、大根、きゅうり、水菜、紫玉ねぎ各適量の順にのせる。

4 手前から（やぶけないように注意しながら）やや強めにひと巻きし、左右を折りたたみ、くるくると巻く。残りも同様にする。3等分にカットして器に盛り、スイートチリソースを添える。

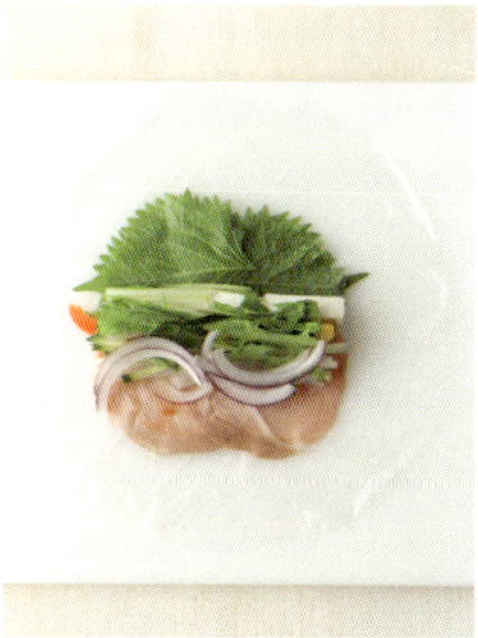

生春巻きの皮の中央手前に生ハムをおき、奥に青じそを巻いたときに表面が見えるように裏返しておきます。

1人分
445kcal
食物繊維
3.4g

約25分
＊冷やす時間は除く。

Part 3

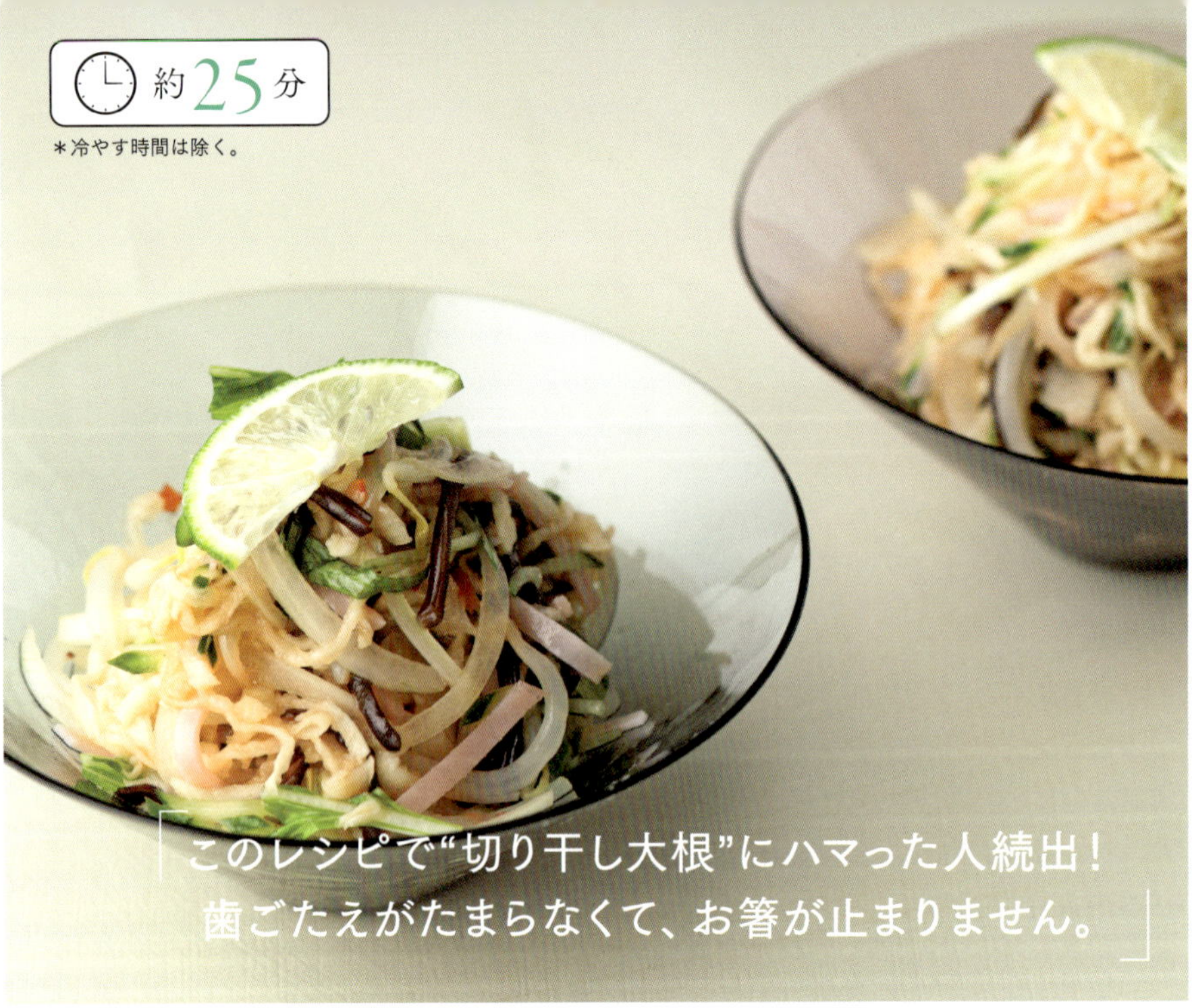

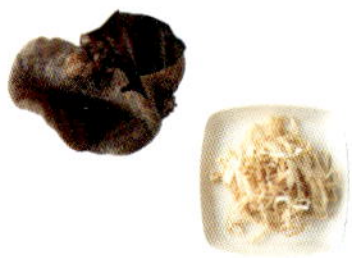

Cho-Katsu Recipe_15

腸活サラダ 夏編

「このレシピで"切り干し大根"にハマった人続出！
歯ごたえがたまらなくて、お箸が止まりません。」

切り干し大根は食物繊維が豊富で腸内環境をととのえるお助け食材。低カロリーで満腹感を得られるのでダイエット中にもおすすめです。新玉ねぎがない季節は辛みの少ない紫玉ねぎで作ってください。

材料（4人分）

- 切り干し大根……50g
- 生きくらげ……50g
- もやし……80g
- 新玉ねぎ……1/4個
- きゅうり……1本
- 水菜……1株
- ハム……3枚
- A ごま油……大さじ3
  - スイートチリソース……大さじ2
  - 酢、砂糖……各大さじ1
  - ナンプラー……大さじ1と1/2
- ライムのしぼり汁……1個分

作り方

1. 切り干し大根はぬるま湯に20分ほどひたし、水を何度かかえながらきれいに洗い、ぎゅっとしぼって食べやすく切る。

2. きくらげは沸騰した湯で30秒ほどゆで、せん切りにする。もやしはさっとゆでてざるにあげ、水けをよくきる。新玉ねぎは薄切り、きゅうりはせん切り、水菜は4cm長さに切る。ハムは4cm長さの細切りにする。

3. Aはまぜる。

4. 大きめのボウルに1、2を入れ、Aをかけてまぜる。冷蔵室でよく冷やし、食べる直前にライム汁をかけて軽くまぜる。器に盛り、あればライムの薄切りを飾る。

1人分
179kcal
食物繊維
4.4g

Cho-Katsu Recipe_16

ささ身とミックスビーンズ、ひじき、フライドごぼうのサラダ

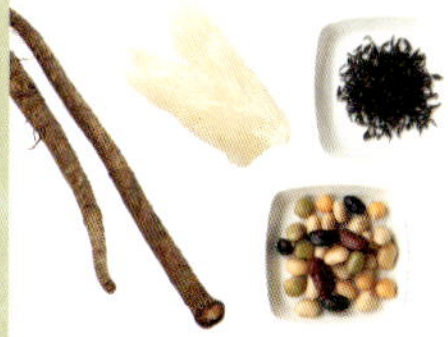

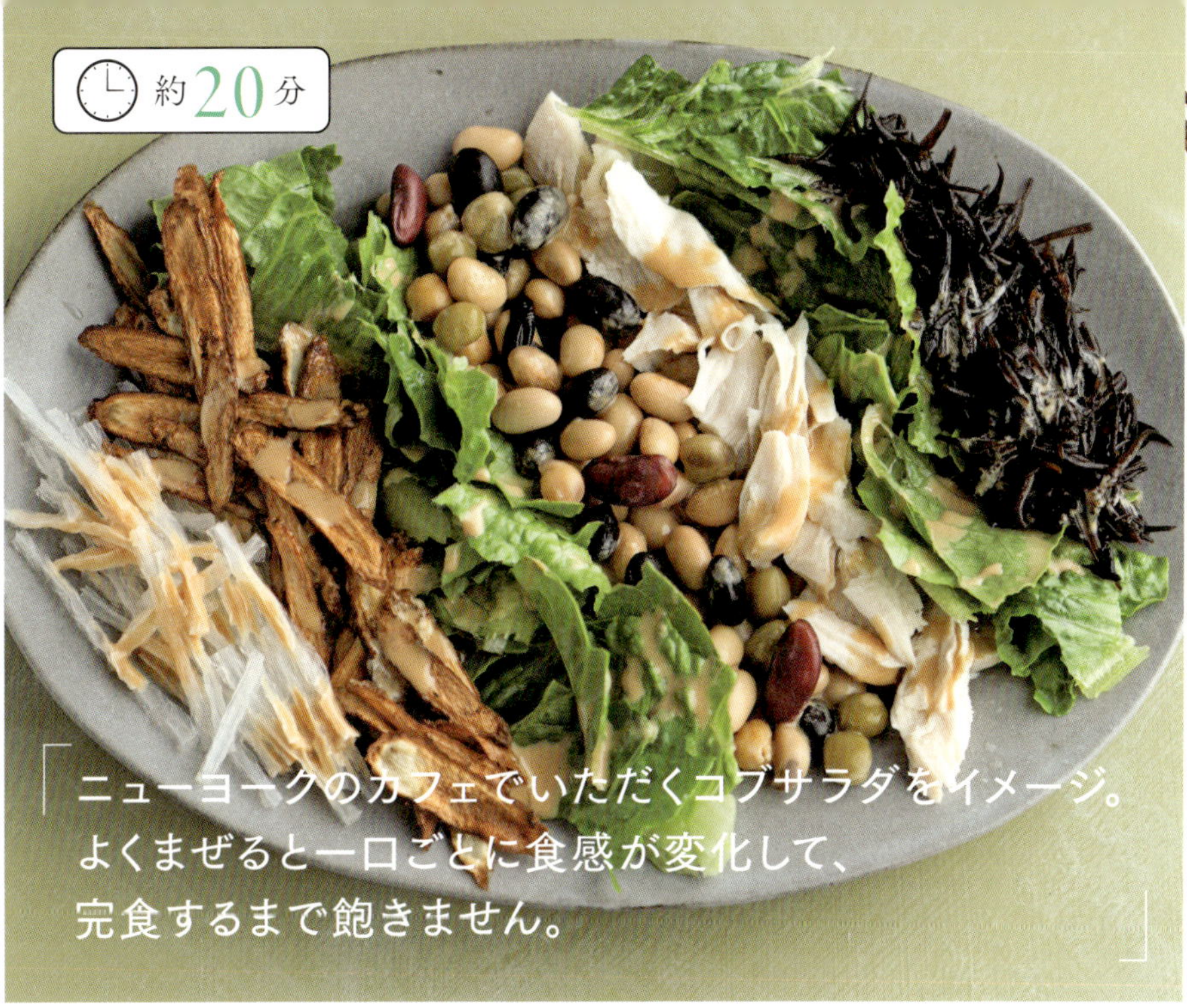

「ニューヨークのカフェでいただくコブサラダをイメージ。
よくまぜると一口ごとに食感が変化して、
完食するまで飽きません。」

たんぱく質、食物繊維、
ミネラルたっぷりのひと皿。
食べる直前にドレッシングをかけ、
全体をよくまぜて食べてください。

1人分
269kcal
食物繊維
10.6g

材料（2人分）

鶏ささ身……2本（100g）
ミックスビーンズ
……70g
芽ひじき（乾燥）……3g
ごぼう……15cm
糸かんてん……5g
ロメインレタス……2枚
塩……少々
米油……適量

〈ごまドレッシング〉
（作りやすい分量）
ねり白ごま……大さじ2
米酢、砂糖、しょうゆ
……各大さじ1

作り方

1 ささ身は塩を振って10分ほどおく。なべにささ身がつかるぐらいの湯を沸かし、ささ身を入れてごく弱火で5分ゆでて火を止め、そのまま冷ます。冷めたら食べやすい大きさに裂く。

2 ごまドレッシングを作る。ボウルにねりごまを入れ、酢、砂糖、しょうゆの順に加えてそのつどよくまぜる。

3 糸かんてんは水でもどす。ひじきは水でもどしてさっとゆでる。それぞれざるにあげて水けをきる。ごぼうは斜め薄切りにし、油を熱したフライパンでカリッと揚げ焼きにする。レタスは食べやすくちぎる。

4 器に、ひじき、レタスの半量、ささ身、ミックスビーンズ、残りのレタス、ごぼう、糸かんてんを盛る。食べるときに2を適量かけてよくまぜる。

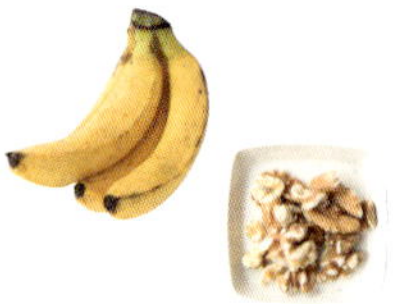

Cho-Katsu Recipe_17

バナナケーキ

スイートスポットが出ているくらいの熟したバナナがおすすめ。製菓用の粒子の細かい米粉ならふるわなくていいから楽ちん。途中焦げそうになったらアルミホイルをかぶせて焼いてください。

全量
2681kcal
食物繊維
6.9g

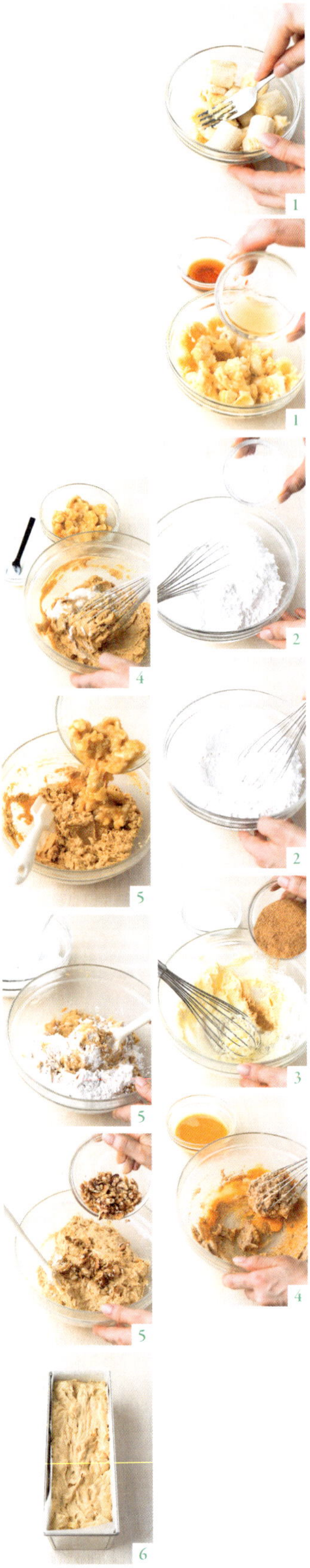

材料（24×8×高さ6cmのパウンド型1台分）

バナナ……2本（約200g）
くるみ（いったもの）……60g
レモンのしぼり汁……大さじ1
米粉（製菓用）……180g
ベーキングパウダー……小さじ2
塩……小さじ1/3
バター（食塩不使用）……120g
ブラウンシュガー、グラニュー糖……各60g
卵……2個
プレーンヨーグルト……大さじ1

〈下準備〉
・くるみはあらく刻む。
・バターは室温にもどす。
・型にオーブンシートを敷く。
・オーブンを180度に予熱する。

作り方

1 ボウルにバナナを入れてフォークの背などであらくつぶし、レモン汁、好みでラム酒大さじ1を加える。

2 米粉にベーキングパウダー、塩を加えて泡立て器でよくまぜる。

3 別のボウルにバターを入れて泡立て器でクリーム状になるまでまぜ、ブラウンシュガーとグラニュー糖を加えて空気を含ませるようによくまぜる。

4 別のボウルに卵を割りほぐし、3に3～4回に分けて加え、泡立て器でそのつどよくまぜる。プレーンヨーグルトを2～3回に分けて加え、泡立て器でそのつどよくまぜる。

5 1を加えてゴムべらに持ちかえてよくまぜる。2を2～3回に分けて加え、ゴムべらで切るようにさっくりまぜ、くるみも加えてまぜる。

6 型に入れて平らにならし、180度に予熱したオーブンで40～45分焼く。あら熱がとれたら型からはずして冷ます。

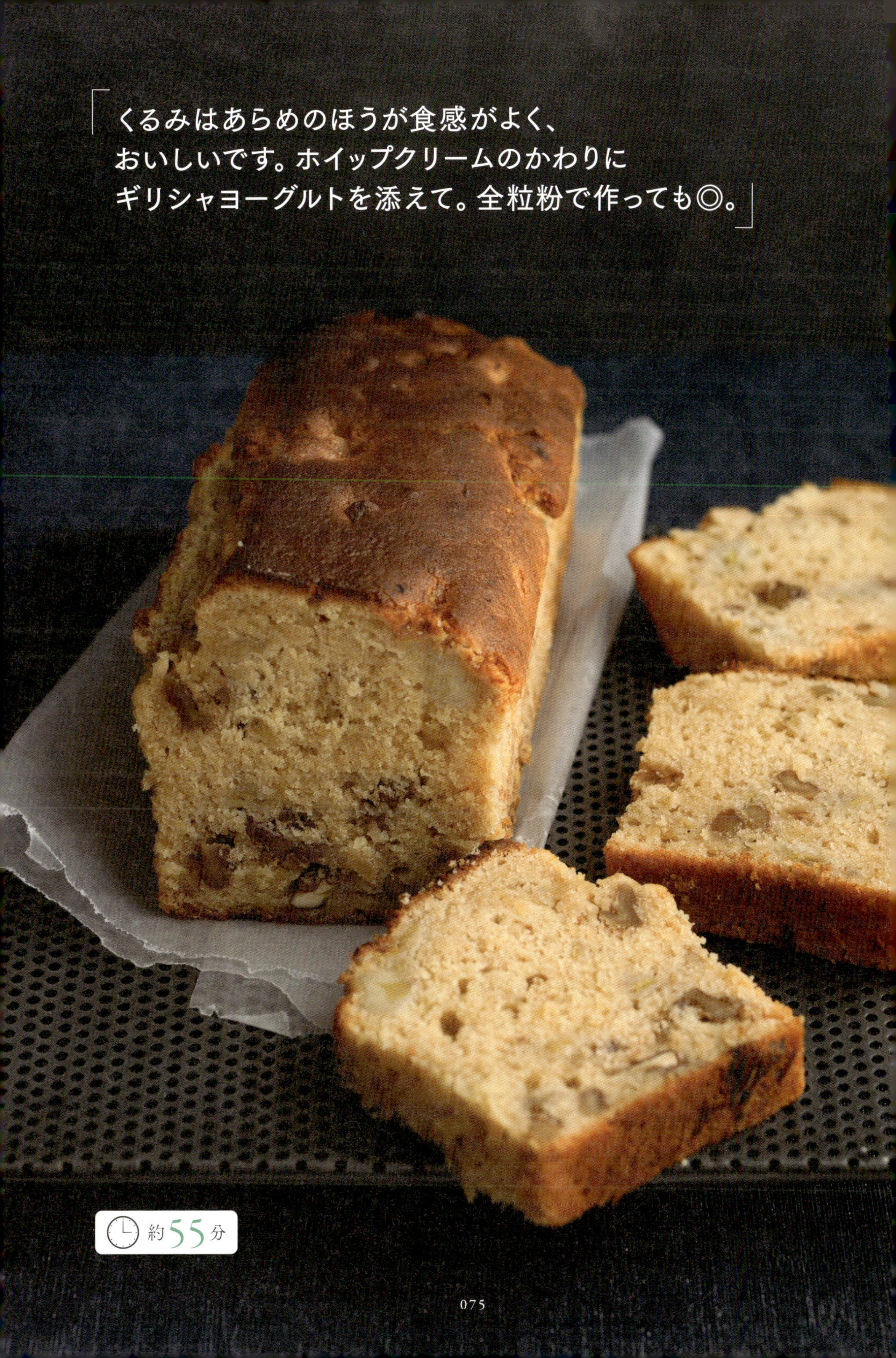

「くるみはあらめのほうが食感がよく、
おいしいです。ホイップクリームのかわりに
ギリシャヨーグルトを添えて。全粒粉で作っても◎。」

約55分

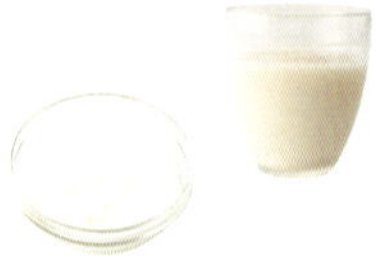

Cho-Katsu Recipe_18

甘酒&ヨーグルトのアイス 煮りんごを添えて

サクサクとして口どけのよいシャーベットのようなアイスです。
甘ずっぱいりんごとの相性バツグン！ フルーツは桃やぶどうにしても◎。

1人分
84kcal
食物繊維
0.8g

材料（3～4人分）

甘酒（2倍濃縮タイプ）……100ml
プレーンヨーグルト……200ml
りんご（紅玉）……1/2個
レモンのしぼり汁……小さじ1

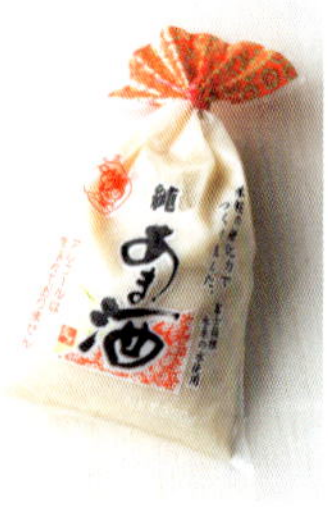

アイスには濃縮タイプの甘酒がおすすめ。このレシピでは2倍タイプを使っています。

作り方

1 冷凍用保存袋に甘酒とヨーグルトを入れてまぜ合わせ、口を閉じてバットなどに平らにしてのせ、冷凍室で凍らせる。

2 りんごは皮ごとくし形切りにして耐熱容器に入れ、レモン汁を全体にかけ、ふんわりとラップをかけて電子レンジで2分加熱し、あら熱がとれたら冷蔵室で冷やす。

3 2～3時間して1が凍りかけてきたらもみほぐし、さらに1～2時間冷凍室で凍らせる。

4 冷凍室から出し、再びもみほぐして器に盛り、2のりんごをのせる。

point

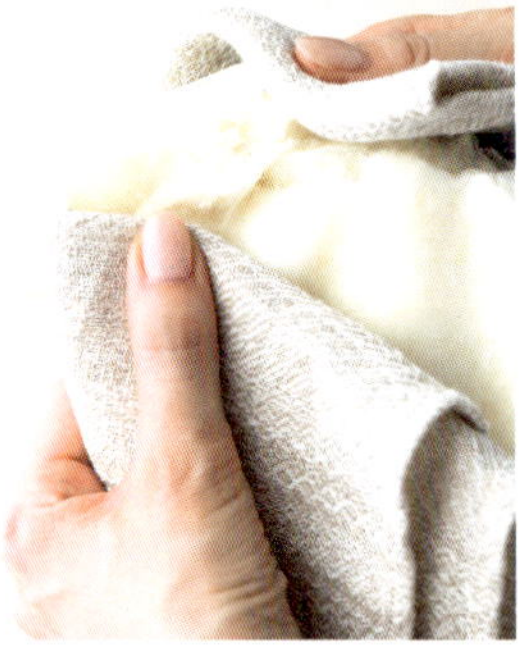

冷凍室からいったん出してタオルなどで包み、袋の上から全体を折り曲げるようにしてもみほぐします。

point

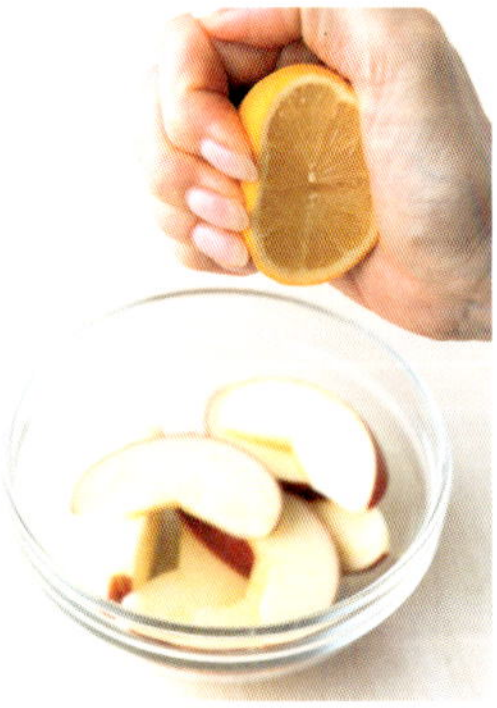

りんごにレモン汁をかけ、変色を防ぎます。レモン汁の量はお好みでかげんしてください。

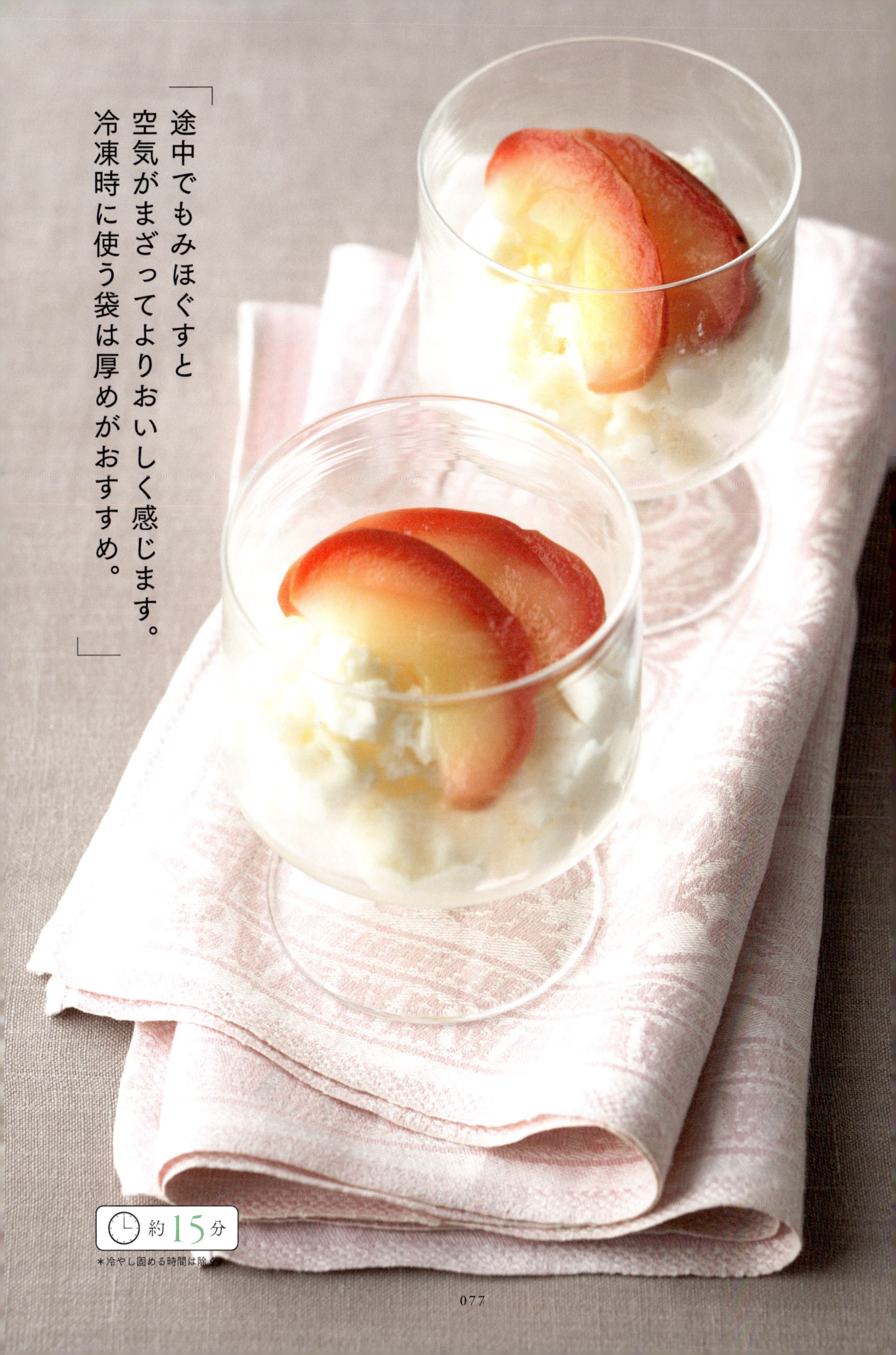

「途中でもみほぐすと
空気がまざってよりおいしく感じます。
冷凍時に使う袋は厚めがおすすめ。」

約15分

＊冷やし固める時間は除く

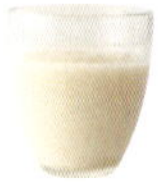

Cho-Katsu Recipe_19

甘酒ドリンクバリエーション

〝飲む点滴〟といわれる甘酒。血糖値が気になる方は、割って飲むことで発酵の恵みをプラスすることができます。割合はお好みでかげんしてください。

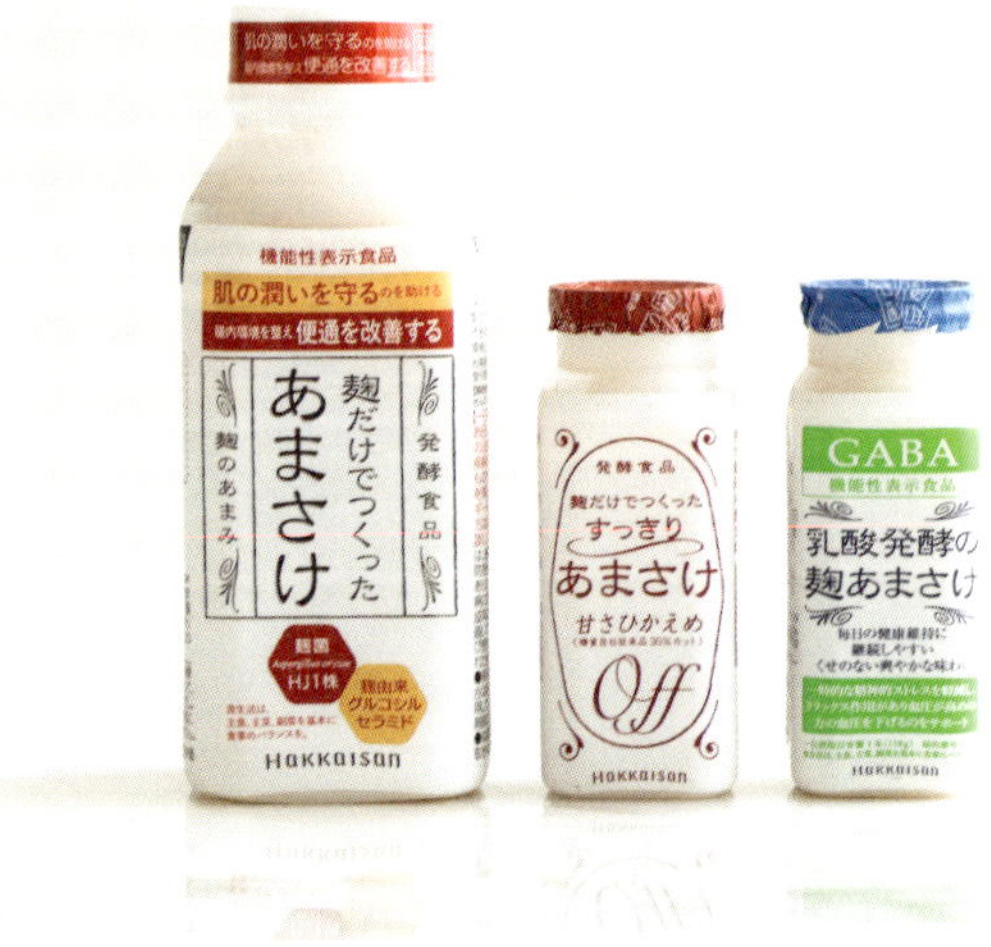

お気に入りは、Hakkaisanの「麹だけでつくったあまさけ」。砂糖不使用で麹のやさしい甘みがあり、飲みやすいです。最近は甘さ控えめや乳酸発酵タイプもあります。

□ 甘酒＋豆乳

| 1人分 83kcal　食物繊維 1.1g |

材料（1人分）と作り方

甘酒50ml、無調整豆乳100mlをまぜ合わせる。

□ 甘酒＋赤しそジュース

| 1人分 80kcal　食物繊維 0.2g |

材料（1人分）と作り方

甘酒50ml、赤しそジュース（81ページ）100mlをまぜ合わせる。

□ 甘酒＋野菜

| 1人分 51kcal　食物繊維 1.5g |

材料（1人分）と作り方

甘酒、水各50ml、ざく切りにした小松菜1株分（50g）、にんじん20gをミキサーに入れてなめらかになるまでかくはんする。りんごやレモンのしぼり汁を加えても。

「お肌にもよいといわれる甘酒。
常備して、いろいろアレンジして楽しんでいます。」

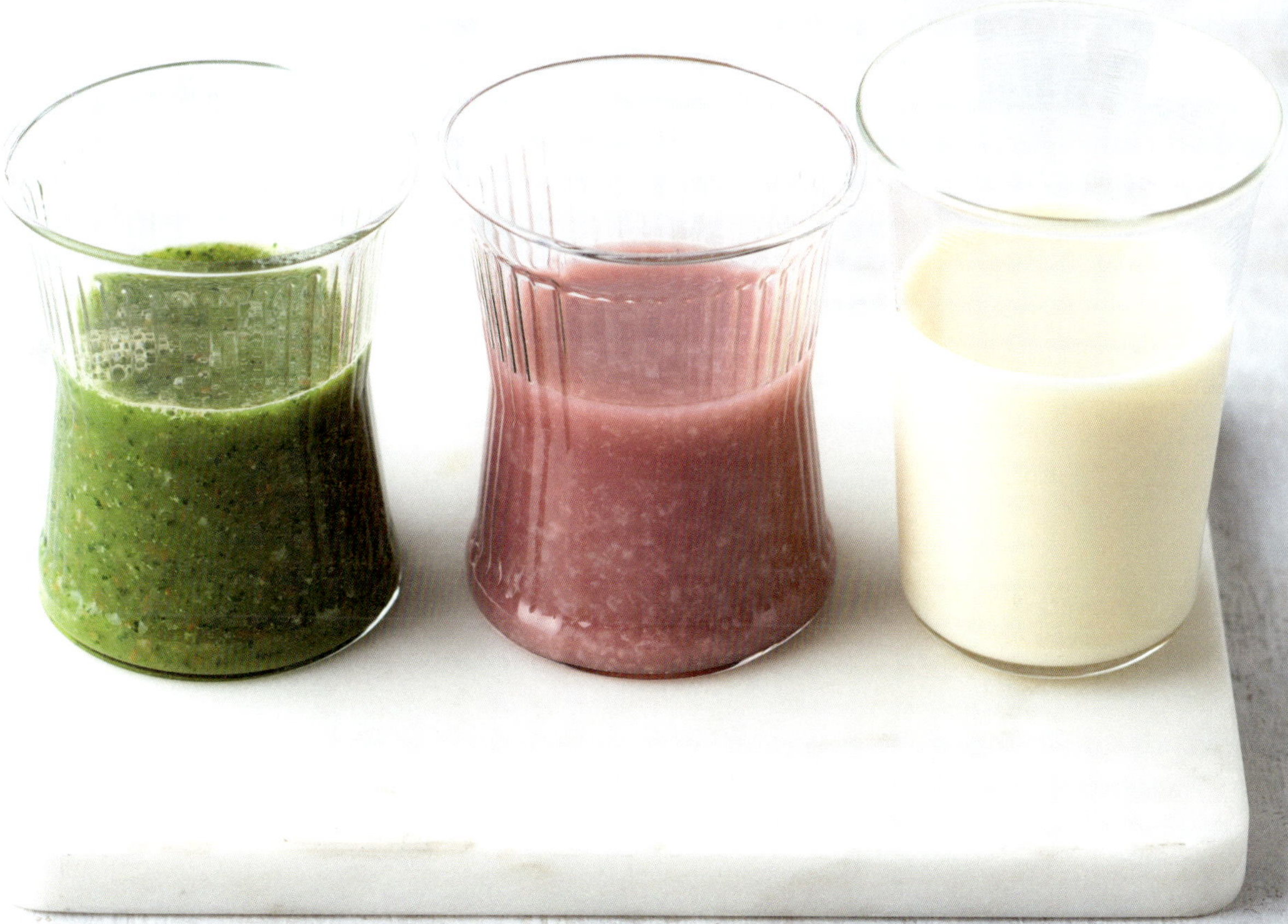

左から約5分、1分、1分

Column Q & A

教えて！十和子さん2

インスタグラムのフォロワーさんからの質問にお答えするコーナー、パート2。朝昼夕の食事以外のことや旅先での腸活など、私なりの考え方をご紹介します。腸活ライフのヒントになることがあればうれしいです。

Q おなかがすいたときは何を食べていますか？

A 小腹がすいたときに何も用意がないと、つい甘いものなどを口にしてしまいますよね。間食はなるべく控えていますが「絶対に食べない」という極端なやり方は長続きしないし、心にも体にもやさしくありません。なので、私は「食べたくなったらこれを食べる」と決めてポーチに忍ばせています。ナッツやチーズは栄養豊富なものが多く、満足感もある定番のおやつ。マヌカハニーもおすすめで、糖質の代謝がいちばん高い時間帯の午後3時ごろに食べるようにしています。

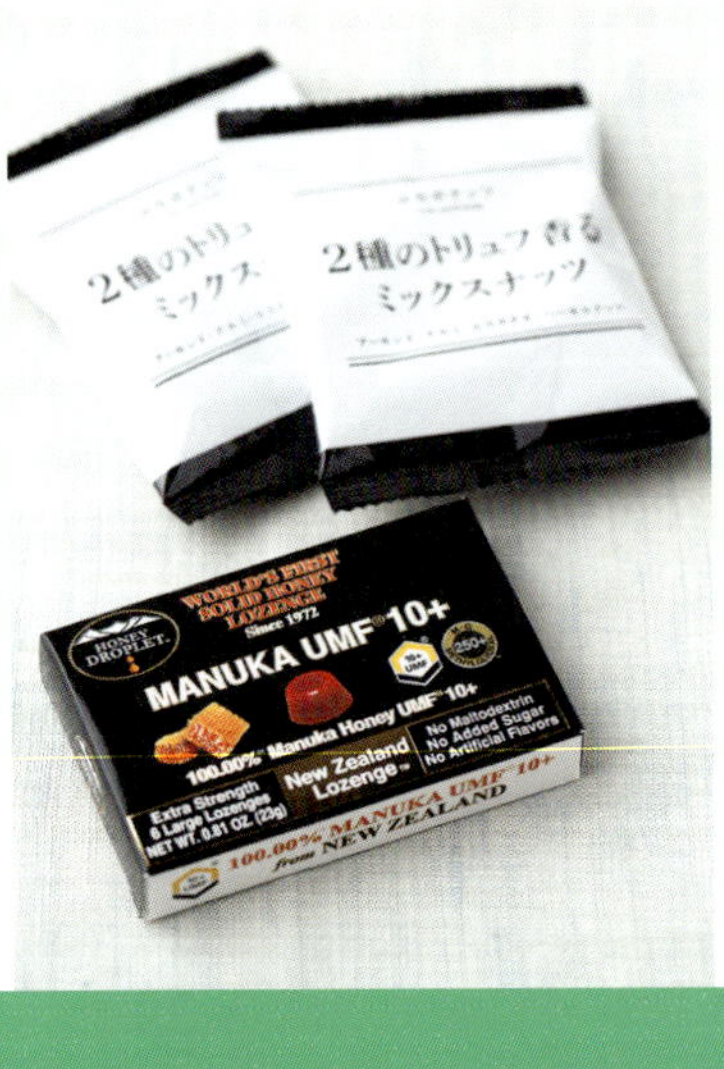

Q 便秘のときは何をしたらいいですか？

A あまり気にしすぎないこと（気持ちも大事です）。気になるときは、まず水分を多めにとって、できれば運動を。大げさなものではなくて階段の上りおりなどの軽い運動を心がけて。そして野菜や果物を食べて、食物繊維をとりましょう。

Q 旅先での腸活方法、ポイントを教えてください。

A 旅先で体内リズムが変わるのは、環境の変化で脳が緊張状態になっていることも影響しているそうなので、まずは焦らず静観を。食事は「水分を多め」と「よくかむこと」を心がけ、リセットファイバー（93ページ）で食物繊維を補います。好きな香りや着慣れているパジャマなどを持参して、ご自分がニュートラルになる状態に導くのも緊張緩和の一助になると思います。

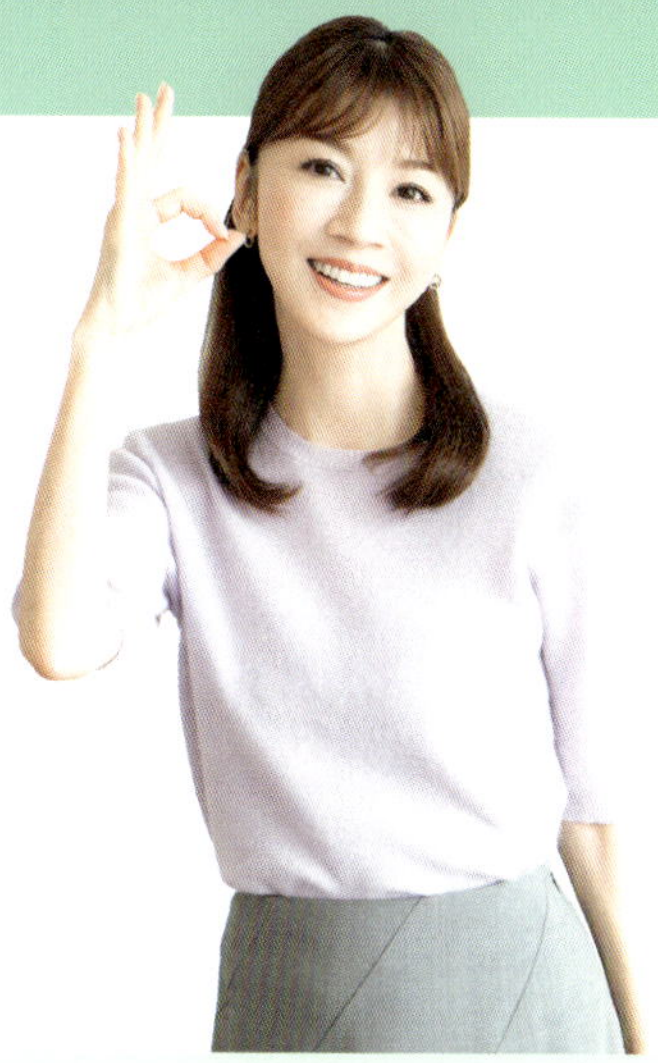

Q お気に入りのドリンクはありますか？

A 九州大分産、無農薬栽培のアグリコ「赤しそジュース 無糖」は長年愛飲しています。無糖で濃厚なので最初は驚きますが、炭酸水や甘酒で割ると飲みやすく、慣れてくるとそのままでもおいしくいただけます。抗酸化力が強く、疲労回復にも役立っている気がします。

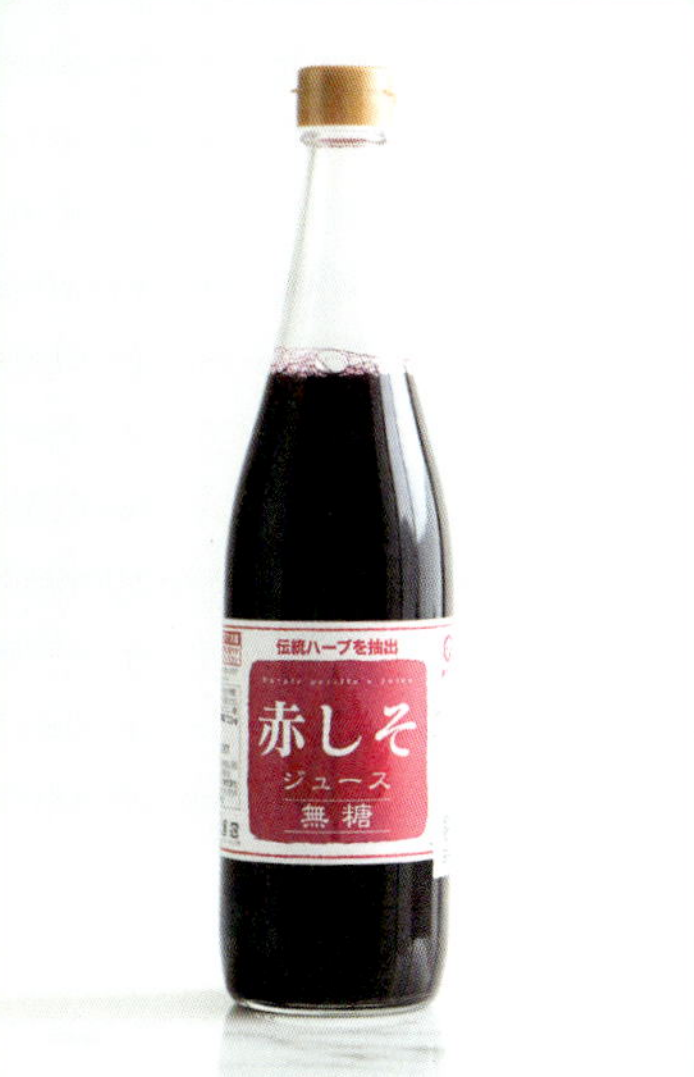

Q 腸活にぬか漬けは効果的ですか？

A ぬか漬けには、腸内の善玉菌を増やす植物性の乳酸菌が豊富に含まれています。乳製品が体質に合わない方でも、ぬか漬けを召し上がることで腸内環境に効果的な菌をとり入れることができます。ただし、塩分のとりすぎには気をつけてくださいね。

Part 4

効果をアップさせる十和子さんの腸活習慣

食事から腸によいものをとり入れつつ、
ほかの腸活も心がけていきましょう。
主なものは運動、睡眠、水分補給、メンタルケア。
一気にやろうとすると疲れたり、プレッシャーになったりして、
かえって腸に負担がかかってしまうので、
できることからひとつずつ始めてみてください。
少しでも習慣化することが大事です。

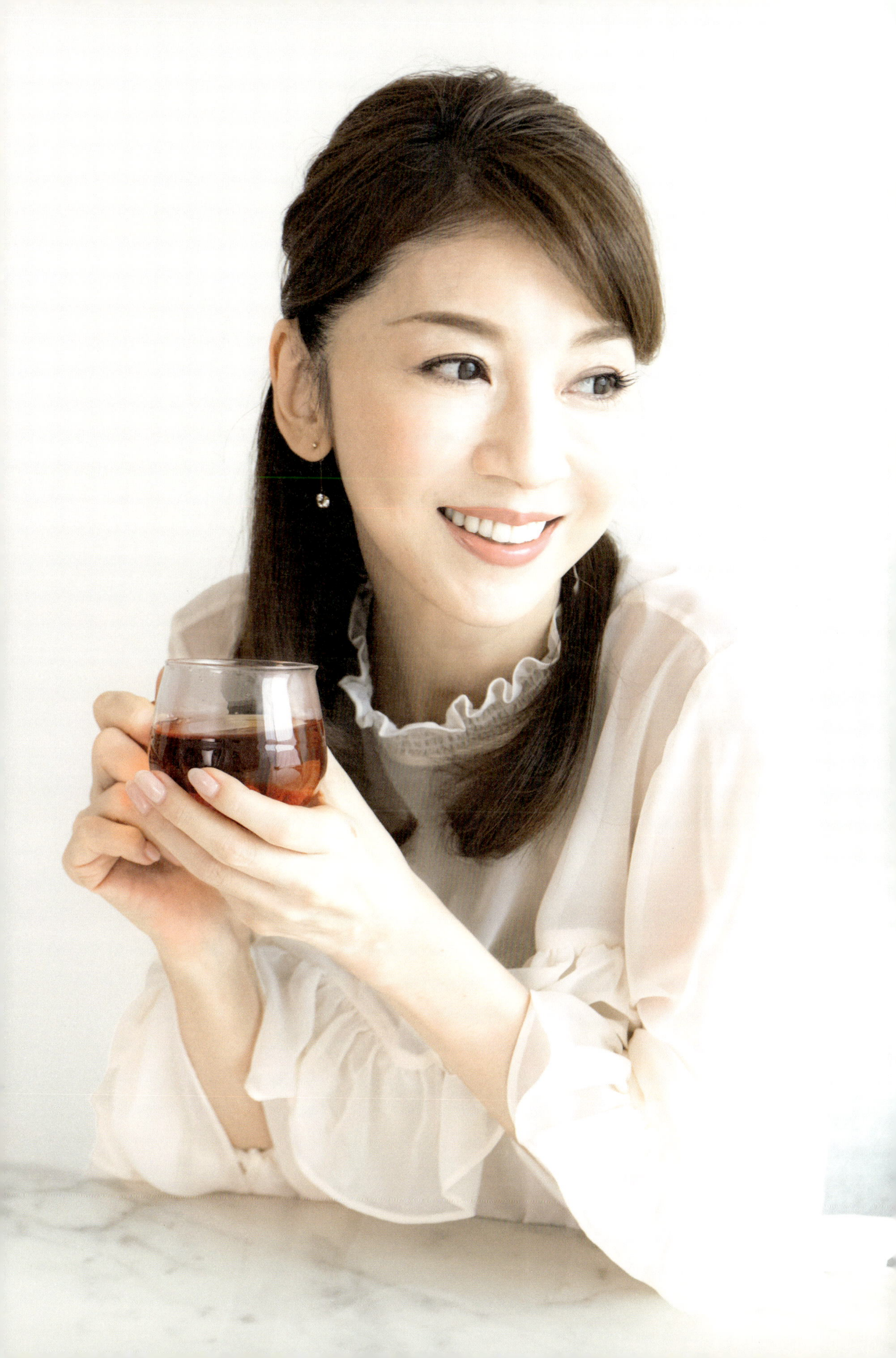

効果をアップさせる十和子さんの腸活習慣

— 1 —

運動で腸活

家事も運動のひとつ。できることから始めて習慣に

「運動」と聞くとドキッとされる方もいるかもしれませんが、腸活するうえで運動は大切な要素です。運動をして腸のぜん動運動を促すことで腸内環境がととのい、心身にメリットをもたらします。掃除機をかけたり、お風呂掃除をしたり、日々の生活の中の動作も運動になるので、気負わずに続けましょう。

おすすめの運動

できることから少しずつ、
運動習慣を増やしていきましょう。

- ラジオ体操
- ストレッチ
- ウォーキング
- 積極的な階段の利用

運動すると、こんなにいいことが！

- □ ホルモンが分泌され、幸せを感じやすくなる
- □ 代謝が上がり、美肌になる
- □ 肩こりや冷え性が改善する
- □ リラックスして自律神経がととのう
- □ 代謝が促進され、疲れにくくなる

十和子さんの運動ルーティン

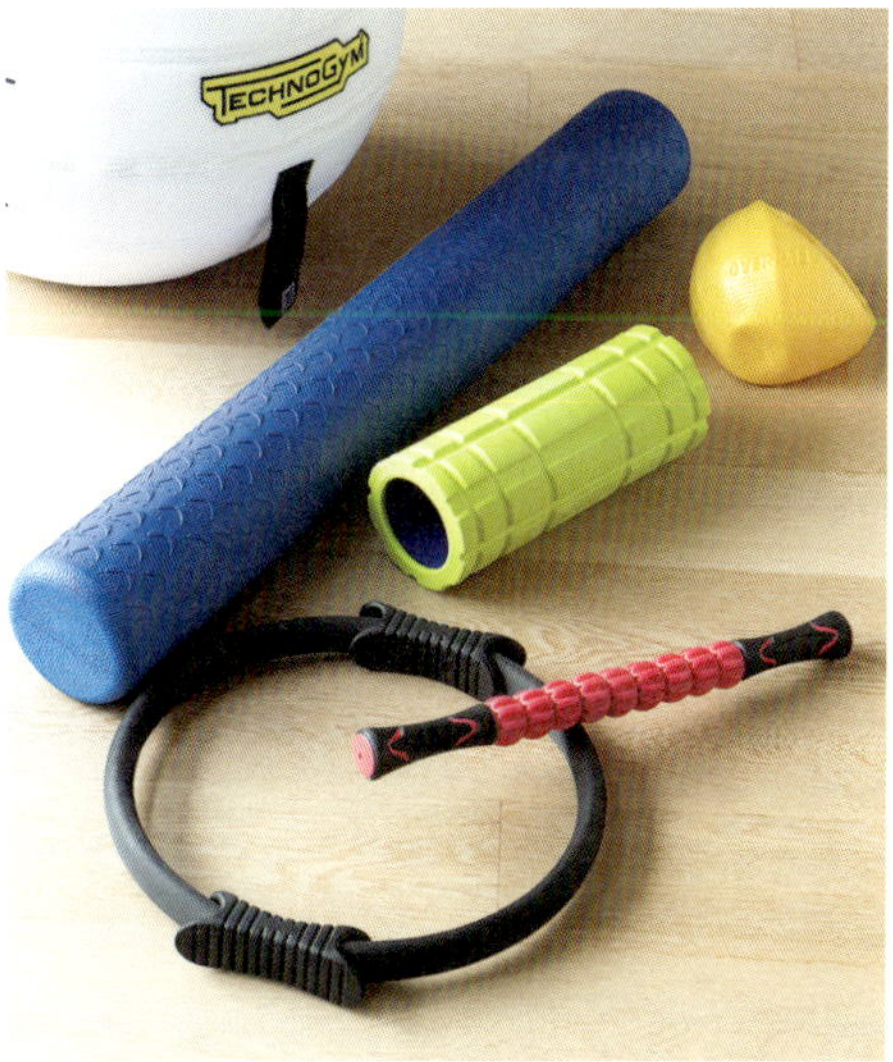

健康グッズでストレッチ

バランスボール、ストレッチポール、筋膜ローラーなどを使って10〜20分、体じゅうの筋肉を刺激しています。今日はやりたくないという日には伸びや関節回し、軽いマッサージを。それだけでも体が違います。

公園でウォーキング

週2〜3回ウォーキングやジョギングをし、週1回のパーソナルトレーニングも受けています。また、寝る前に照明を落とした部屋でラジオ体操をする「暗闇ラジオ体操」も日課にしています。

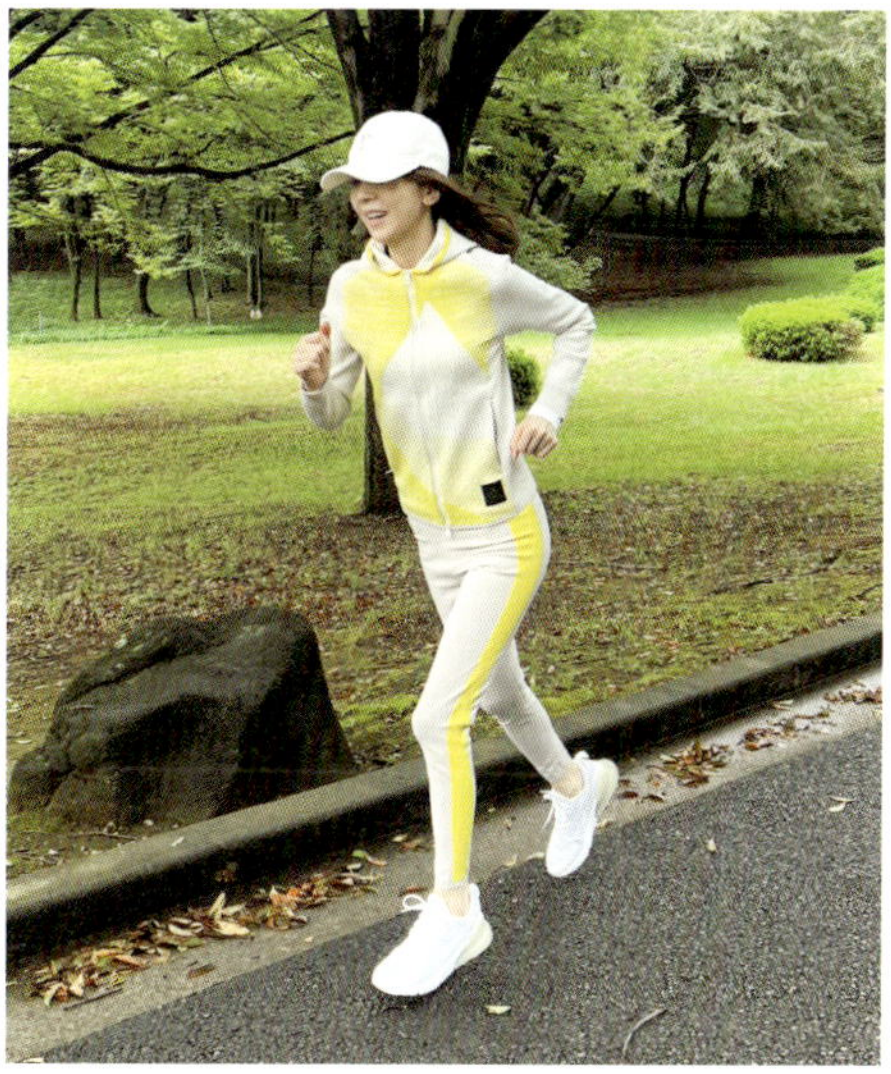

（　小林先生からアドバイス　）

40歳以降は筋肉が減っていくので運動はとても大事。ウォーキングをするときはだらだら歩かず早足を意識して、一日30分を目安に。いっぺんにやるのが難しいときは、15分を2回、10分を3回などに分けてもOKです。

効果をアップさせる十和子さんの腸活習慣

2

睡眠で腸活

質のよい睡眠が疲労を回復し、腸内環境を良好に

一日のうち約3分の1が睡眠時間といわれますが、それだけとれている人は少ないかもしれません。睡眠は腸内環境にも大きくかかわっていて、質のよい睡眠をとることで腸内環境がととのっていきます。下のチェックリストで質のよい睡眠がとれているか確認し、できていないことをひとつずつ改善していきましょう。

睡眠の質アップの方法

日中の過ごし方を意識して、
睡眠の質を上げましょう。

- 寝る直前に固形物を食べない
- 快適な室温を保つ
- 朝食をとる
- リラックスできる服装で寝る
- 適度な運動をする
- 寝る前はブルーライトを控える

睡眠の質チェックリスト

＊数が多いほど質がよい状態です。

- □ 十分な睡眠時間がとれていて、日中に眠くならない
- □ 夜、時間をかけすぎずに入眠できる
- □ 夜中に起きることが少なく、安定した睡眠がとれている
- □ 朝、すっきり目が覚める

十和子さんの睡眠ルーティン

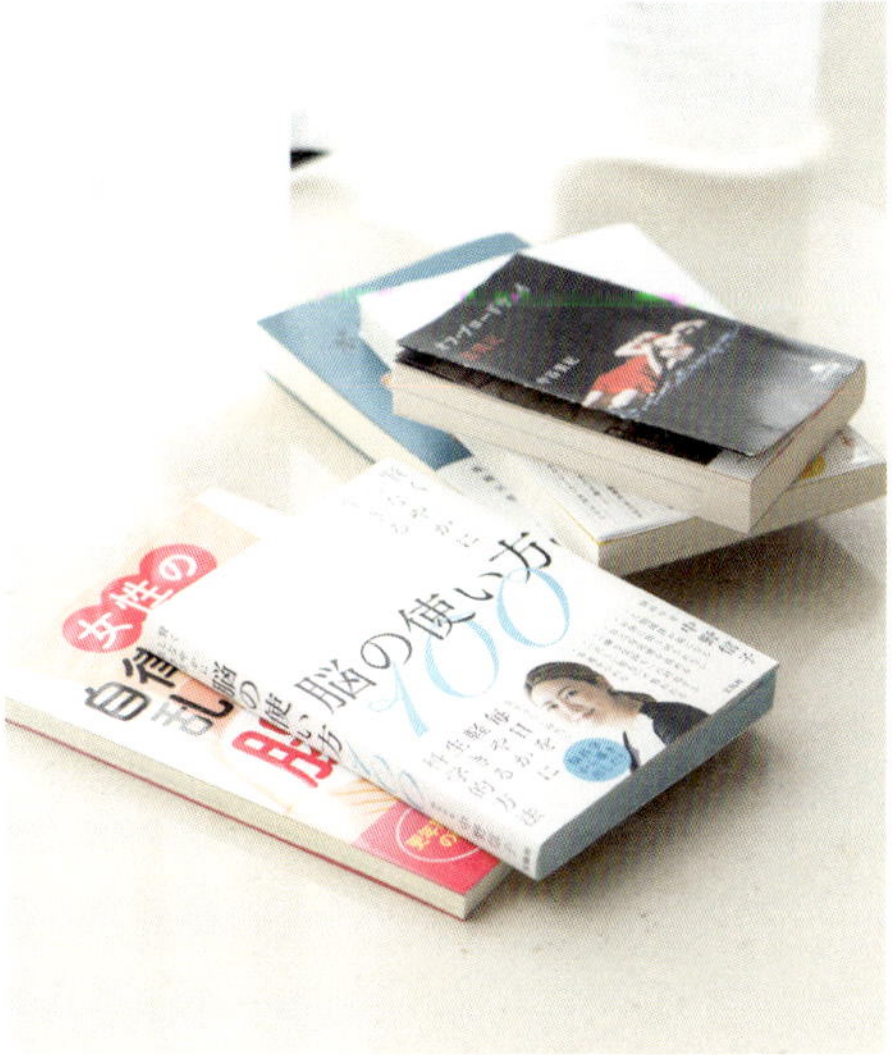

寝る前に読書を30分

スマートフォンなどブルーライトを発するものは別の部屋におき、ベッドで大好きな読書を楽しみます。お気に入りの本を読み返すことも。あまり長時間にならないようにし、睡眠時間をしっかりキープします。

心地いいパジャマ

睡眠の質を左右するのが寝るときの服装です。締めつけるものがないように、私はリラックスできる伸縮性に富んだやわらかな生地のパジャマ、肌ざわりのよい寝具を選び、寝る環境をととのえています。

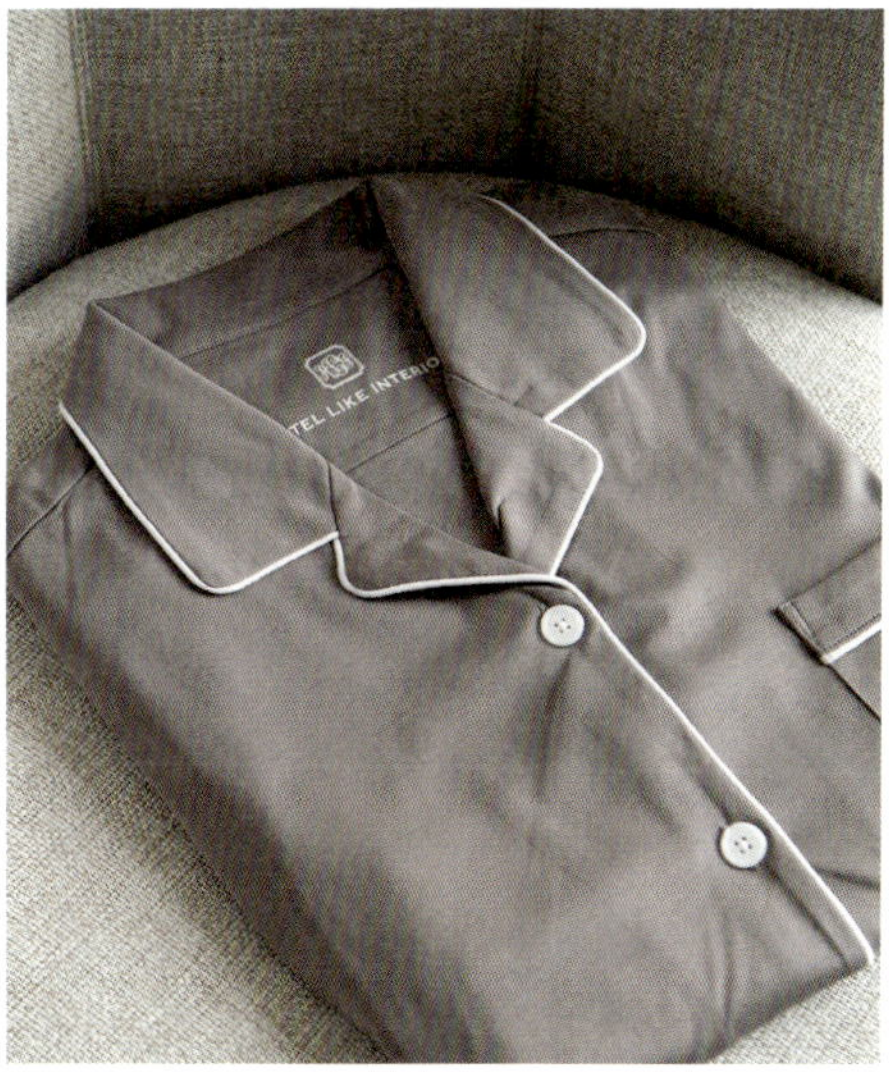

（ 小林先生からアドバイス ）

「考え事があってなかなか眠りにつけない」「途中で覚醒してしまう」という人は、夜のお風呂上がりや寝る前に深呼吸をしながらストレッチをして体の力を抜き、緊張をほぐすとよいでしょう。深呼吸は必ず何回かしてくださいね。

効果をアップさせる十和子さんの腸活習慣

3

水分補給と腸活

朝1杯の白湯で腸を起こし
日中も、こまめに水分を補給

水分は、腸内環境ととても深いかかわりがあります。日本人の7割以上が水分不足といわれているので、意識してとりましょう。一日に必要な水分は体形などにもよりますが、1.5〜2リットル。一日のはじまりは起床後すぐの水分補給から。寝起きの水分不足解消と腸を起こすために、コップ1杯の水分をとりましょう。

こんなときに水分補給

一度にたっぷりではなく、
少しずつこまめにとることが大切です。

- 朝起きたとき
- 食事の30分前
- おやつタイム
- 入浴の前後
- 夜寝る前

水分をとるといいこと

- □ 便秘になりにくくなる
- □ むくみ解消につながる
- □ 肩こりや冷え性が改善する
- □ 肌のうるおいを保つ
- □ 新陳代謝がよくなる

十和子さんの水分補給ルーティン

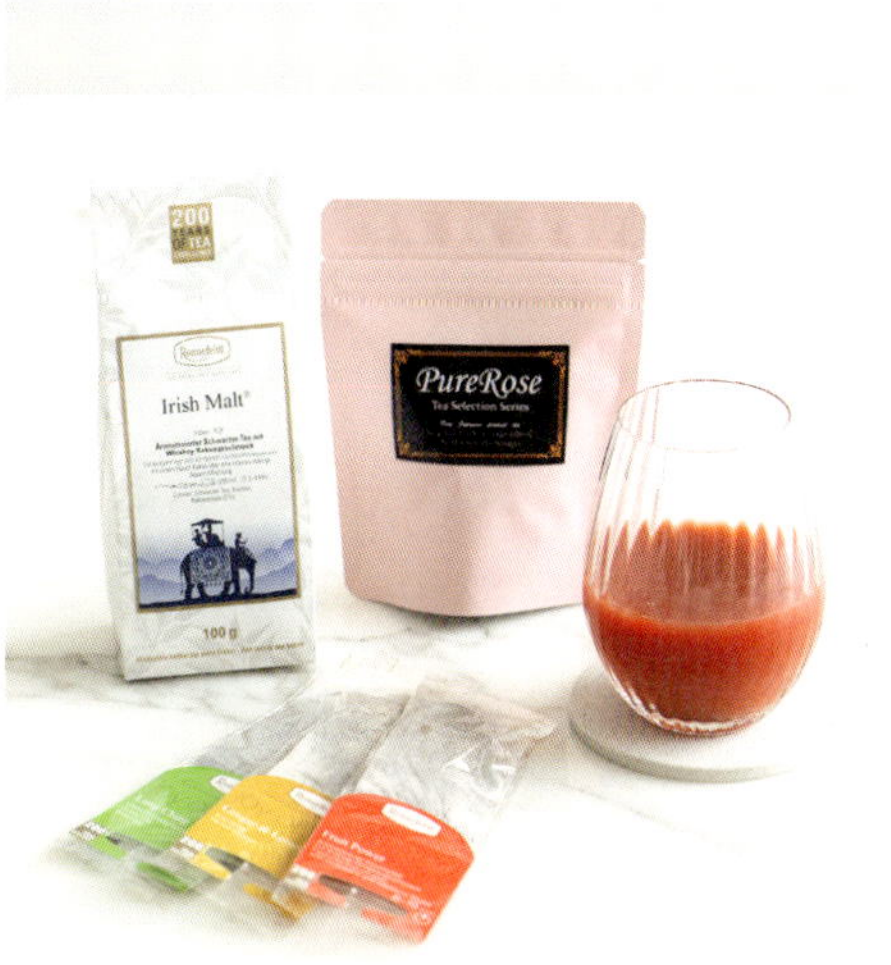

朝起きたら白湯を1杯

朝の白湯は体をあたためて覚醒を促し、腸を動かすきっかけになります。寝ている間にも水分は失われるので、寝る前にも常温のお水をコップ1杯飲むように心がけています。冷たいお水は体を冷やすので注意して。

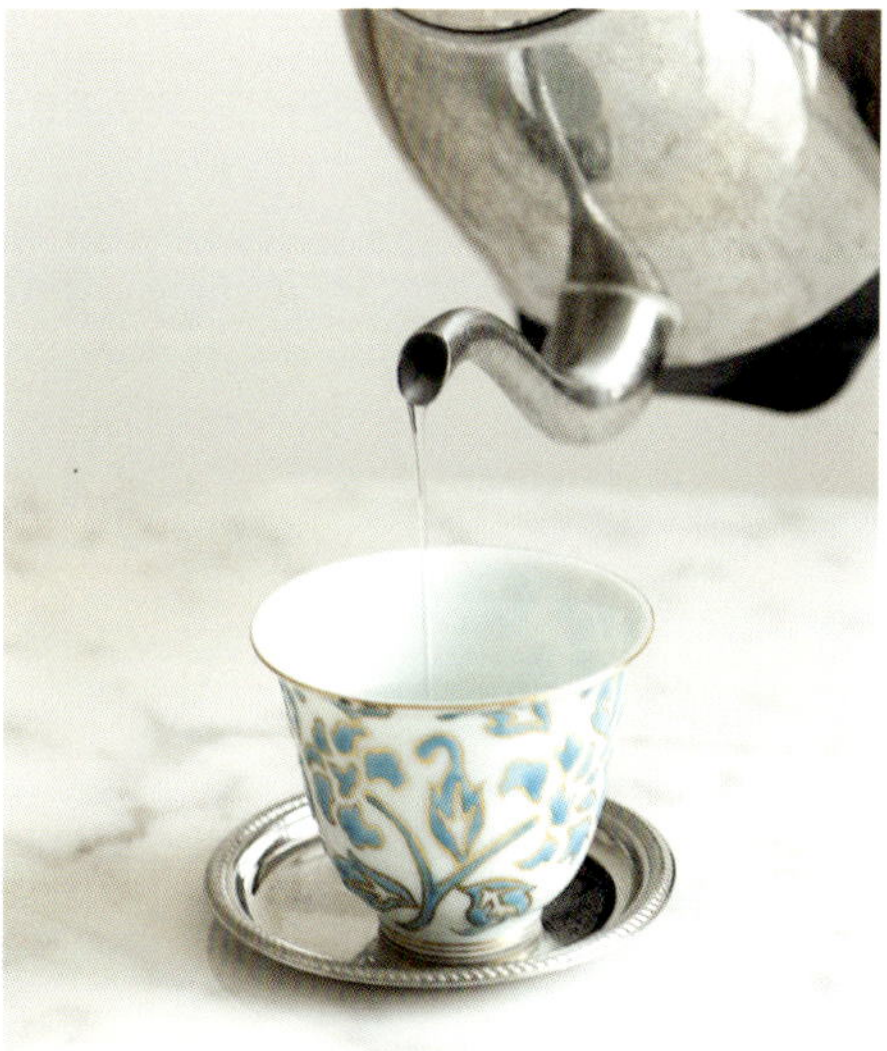

好みのものをこまめに飲む

日中は1時間に一度、一口でも水分をとるようにしています。常温のお水や白湯を基本に、なるべくノンカフェインのドリンクを。ビタミンのとれるトマトジュースや、リラックスできるハーブティーもお気に入りです。

（ 小林先生からアドバイス ）

一日の水分量は、一般的には冬場で1.5リットル、夏場で2リットル程度を目安に、日中の活動量が多い人は2.5リットルなど多めにとることを意識しましょう。十和子さんが実践しているように、こまめにとるのが理想的！

効果をアップさせる十和子さんの腸活習慣 4

メンタルと腸活

腸の元気は心の元気。
腸活をしてポジティブに！

腸は「第二の脳」といわれるほど腸内の状態と脳（心）は密接にかかわり、体に影響を与えています。緊張するとおなかが痛くなることがあるのも、腸が脳とかかわり合っているから。心が元気でいるためには、腸内環境もよい状態を保つ必要があるのです。ストレスをためないように心がけましょう。

ストレスをためない方法

できることから意識して
生活にとり入れていきましょう。

- 発酵食品や食物繊維をとる
- 十分な睡眠をとる
- 適度に運動する
- 家族や友人と会う
- リラックス習慣をとり入れる

腸内環境が悪くなると…

- □ 気分が沈みやすい
- □ 不安感が強くなる
- □ 肌荒れしやすい
- □ やる気が出ない
- □ 集中力が欠如
- □ 血流低下

十和子さんのメンタルケアルーティン

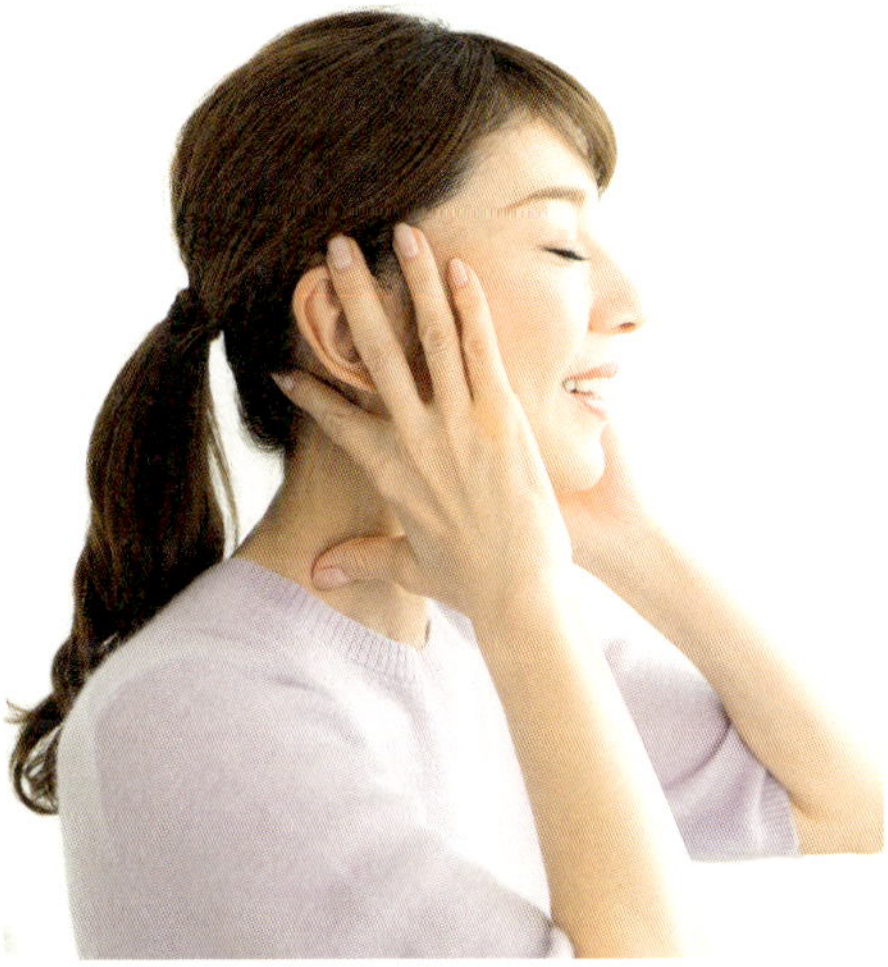

側頭筋をマッサージ

人さし指と中指で耳をはさむようにし、指に当たる筋肉を押すように動かします。ここにある側頭筋はほうれい線の原因ともなる「頬のたるみ」に関係している筋肉ですからしっかりと、気持ちもいっしょにほぐします。

お部屋に花を飾る

リビング、ダイニング、トイレなどに、さまざまな花を飾っています。見た目はもちろん、香りも気持ちを安らげてくれます。花材を決めるのは主人の役割。季節の移ろいを感じられて、会話の糸口にも。

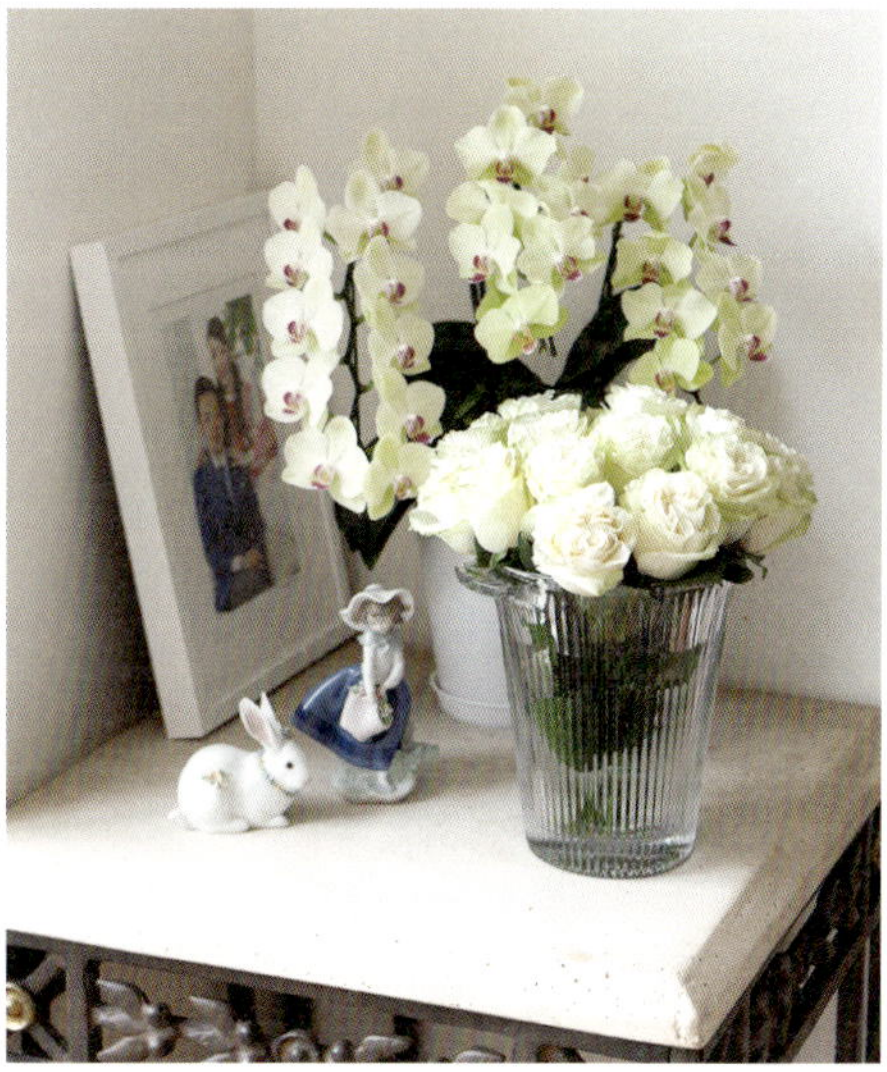

（小林先生からアドバイス）

読者の方々は「腸活をがんばろう」と意気込んでいることと思いますが、あれもこれもやらなきゃとがんばりすぎると逆にストレスになってしまいます。楽しくできそうなことから、ひとつずつチャレンジしていきましょう。

効果をアップさせる十和子さんの腸活習慣

5

腸活と美肌

美肌は外のケアだけでなく
中からもととのえていくことが大事

「スキンケアをがんばっているのに、肌の調子がイマイチ」というお悩みはありませんか。もしかしたら、腸内環境が悪化しているせいかもしれません。腸内環境をととのえると、余計なものを排出して必要なものを吸収する、美肌のサイクルができあがります。腸活が美肌キープへの近道。スキンケアの効果を助け、お肌を活性化していきましょう。

腸活すると どうなるの？

腸内環境がととのう

↓

吸収・排出がスムーズになる

↓

血流や代謝が改善される

↓

肌の調子がよくなる！

代表的な腸内細菌は3種類！

体によい影響	優勢なほうの味方につく	体に悪い影響
善玉菌	日和見菌	悪玉菌
2	7	1

2：7：1

悪玉菌が優位になる＝腸内環境が悪い

↓

腸の活動が鈍り、便秘がちに！

便秘になると体に老廃物がたまり、腸内で有害物質が発生します。これが肌荒れの原因。有害物質が血管を通して肌にめぐり、ニキビや乾燥を引き起こします。

食事でまかないきれない、時間がとれないときの
とっておき

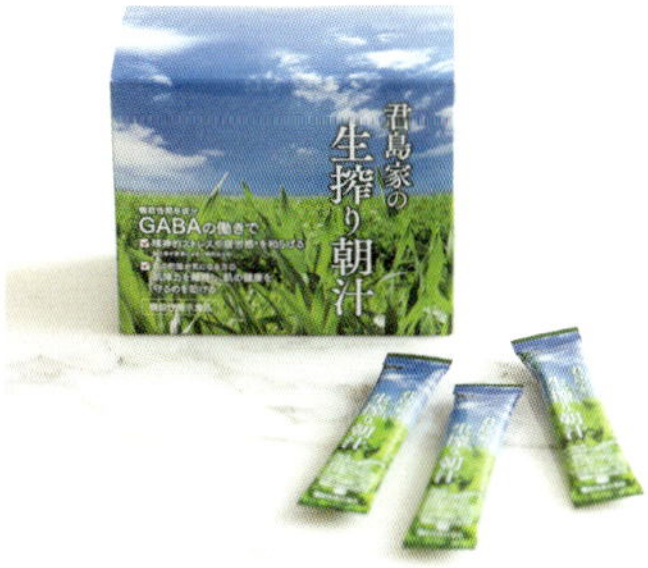

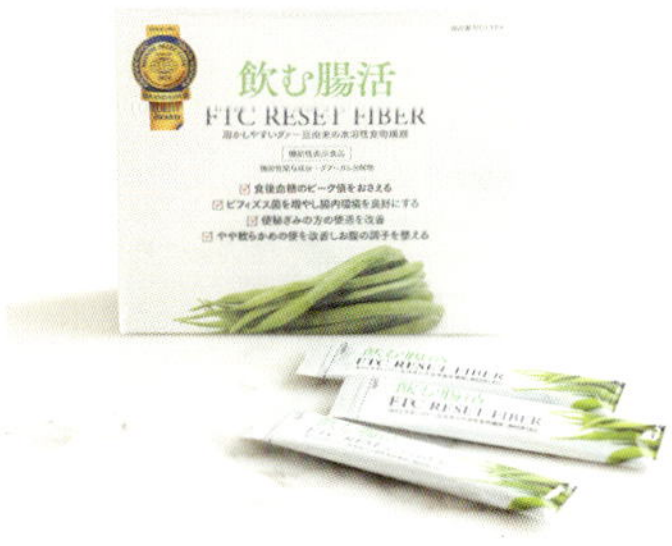

君島家の生搾り朝汁

君島家がほれ込んだ"奇跡の大麦若葉"を、非加熱の特殊製法で瞬時に粉末化した青汁。肌弾力の維持などの機能性も報告された機能性表示食品です。熱で壊れやすいビタミンやミネラル、酵素をそのまま飲むことができます。機能性関与成分であるGABAも1包あたり100mg配合。

飲む腸活
FTCリセットファイバー

天然の水溶性食物繊維を手軽に摂取できる、機能性表示食品です。水溶性食物繊維量は、1包あたりレタス10個分！　便秘や軟便などを改善し、おなかの調子をととのえます。一日2包を目安に、飲み物や料理にまぜるだけ。味が変わらないので違和感なくとることができます。

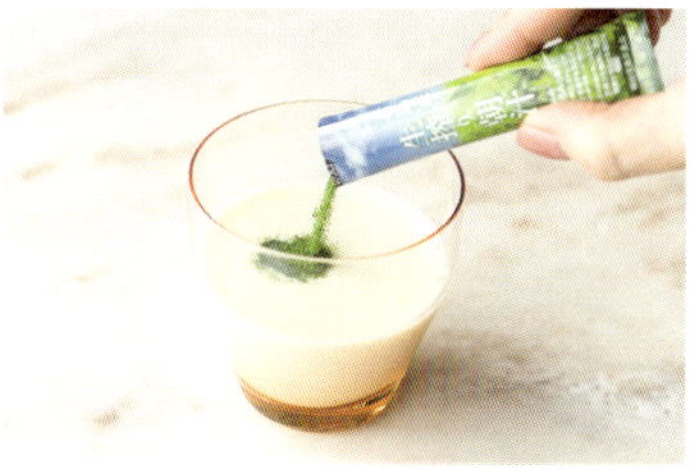

豆乳やジュースにとかして。苦みがなくフレッシュなおいしさ。

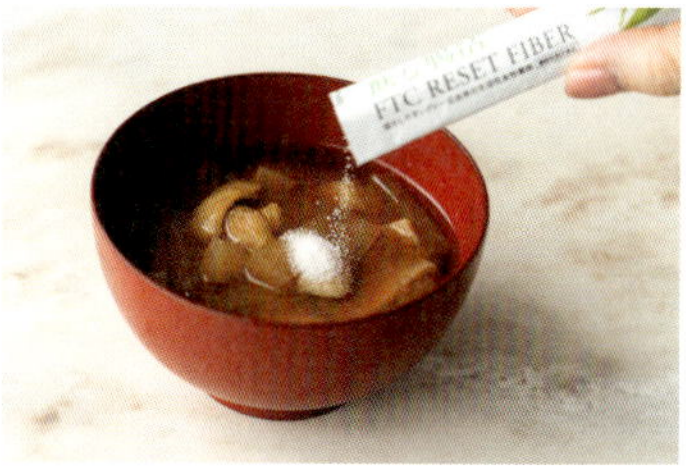

微細なパウダー状で、水にもサッととけます。おみそ汁やドリンクに。

あとがきにかえて

お料理への向き合い方は、人生のステージとともに変わっていきます。私も結婚前は自由に食事を楽しんでいましたが、子育て中は時間との戦い。仕事が終わると急いでスーパーへ行き、帰宅して20分程度で食卓に並べるのが常でした。家族の健康は意識していたものの、ゆったり作れるのはたまの休日くらい。今は娘たちも大きくなり、主人と私のふたりの日も多くなりましたし、娘や主人といっしょに作って食べるというような、より「食を楽しむ」時間が増えたように思います。

今日は何を作ろうか、考えるときに目的意識を持っていると献立作りが楽しく、アイディアが浮かびやすいと感じます。その目的こそ「腸活」です。いつもの餃子やハンバーグも腸活を意識すると、食材の選び方や組み合わせが変化して、新しいおいしさに出合えます。そんなちょっとした喜びをインスタグラムでシェアしたら、フォロワーさんが作ってくださって「家族が気に入って、たくさん『おかわり』と言われました!」と感想をいただいたり、ご自分なりの工夫を教えてくださったりして。コメントを見るとすごく幸せだなって思います。

母たちから教わってきた料理も、自分たちの体調を考えて食材や味つけをアレンジして楽しんでいます。「おいしい」のひと言が聞けたら最高、腸も大喜びです。腸活を続けることでより前向きになり、これから迎える60代、70代も自分にできることを楽しんでいきたい。そう考えられている今に感謝です。

最後に、この本を手にとってくださったみなさまが、腸活に興味を持ち、何かしら実践していただけたら幸いです。いっしょに、腸活を続けていきましょう。

お気に入りの調理道具

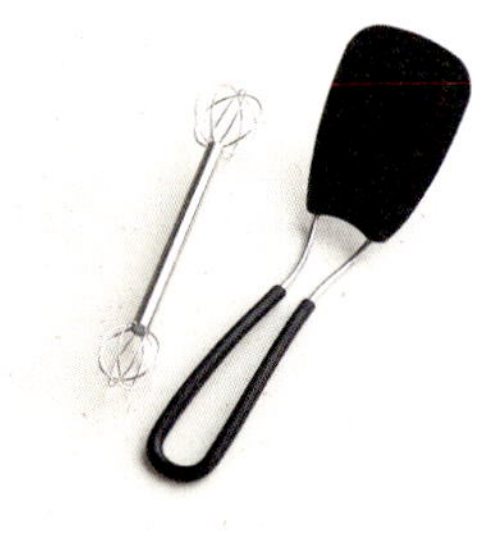

みそマドラーとフライ返し

おみそを計量でき、そのままおなべでとかせるマドラーは長年愛用。へら部分が薄いフライ返しは使い勝手抜群です。

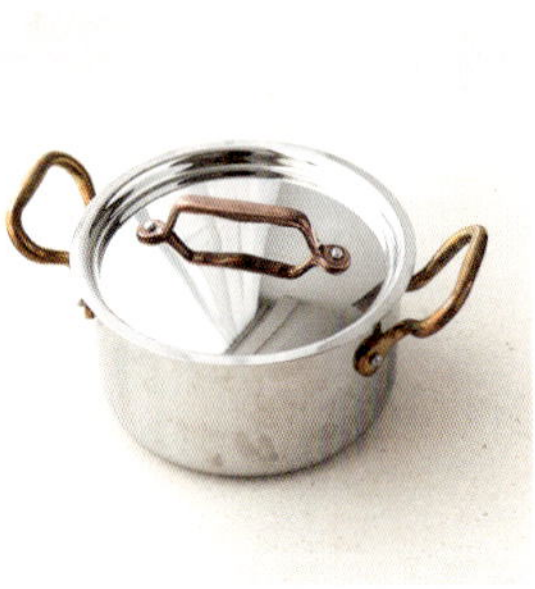

ビタクラフトのおなべ

最近は主人と私の2人分になることが多く、直径18cmくらいの小ぶりなおなべの出番が多くなりました。

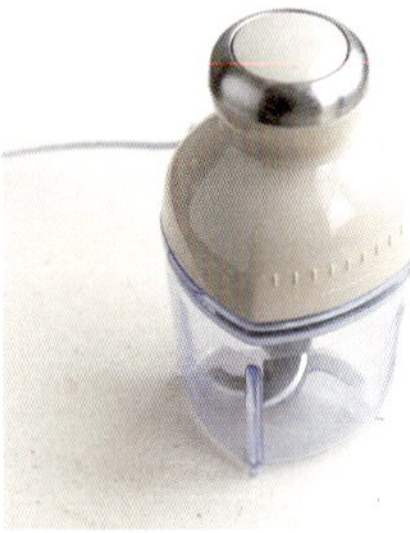

récolteのミキサー

コンパクトながら力強く、お手入れも簡単。朝のスムージーやサラダのドレッシング作りに活躍しています。

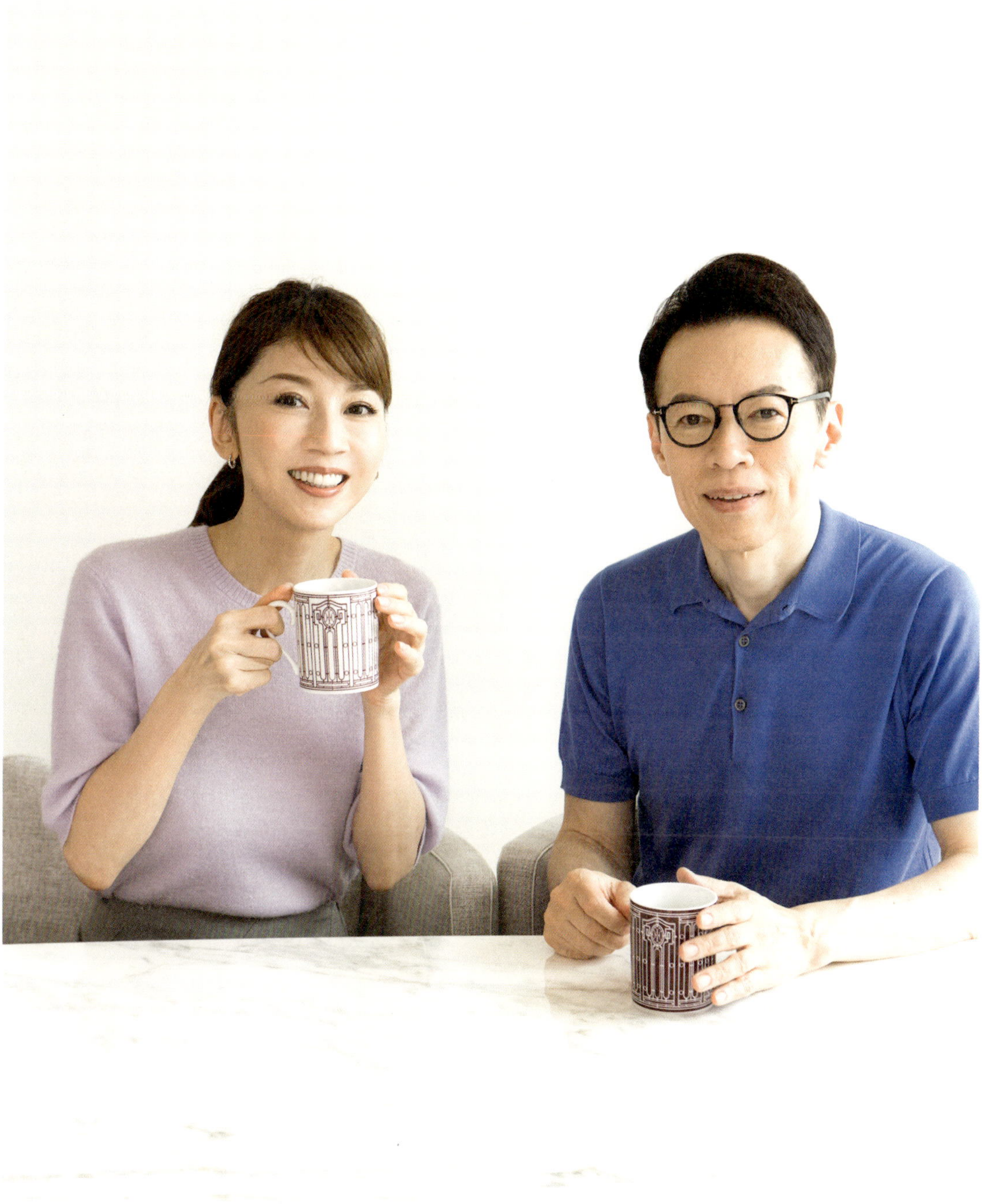

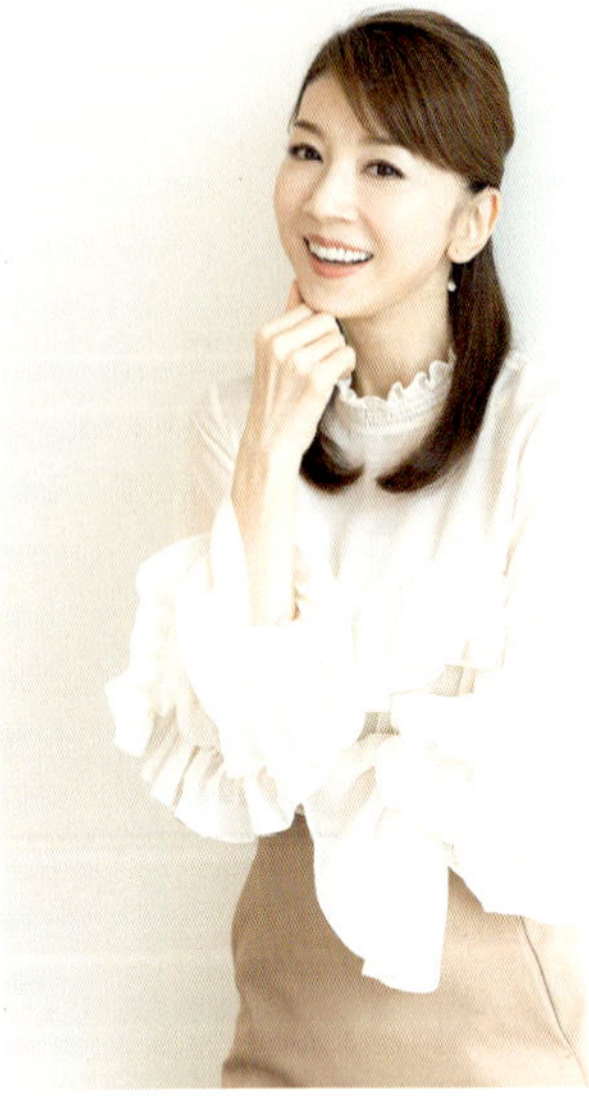

君島十和子

1966年東京都生まれ。FTCクリエイティブディレクター、美容家。2人の娘をもつ母。ファッション誌の専属モデルや女優として活躍後、結婚を機に芸能界を引退。現在は自身のスキンケアブランドの仕事のほか、テレビや雑誌でも活躍。自身のSNSでのさまざまな配信は、ポジティブで飾らない人柄にふれられると、心待ちにするファンが多い。『アラ還十和子』(講談社)、『十和子道』(集英社)など著書多数。

YouTube「君島十和子チャンネル」
Instagram @ftcbeauty.official
Instagram @ftcbeauty.staff
X @FTC_beauty

医療監修／ **小林暁子**

小林メディカルクリニック東京院長・医学博士。順天堂大学医学部卒業後、順天堂大学総合診療科を経て、2005年にクリニックを開業。内科、皮膚科のほか、便秘外来や女性専門外来を併設し、全身の不調に対応する。テレビ出演、講演でも活躍中。『体もメンタルも腸からポジティブに！美腸の教室』(主婦の友社)、『医者が教える最高の 美肌術』(アスコム)など著書・監修書多数。

君《きみ》島《じま》十《と》和《わ》子《こ》の
おいしい美《び》容《よう》「腸《ちょう》活《かつ》レシピ」

2025年3月20日　第1刷発行
2025年5月31日　第5刷発行

著者　君島十和子《きみじまとわこ》

発行者　大宮敏靖
発行所　株式会社主婦の友社
〒141-0021
東京都品川区上大崎3-1-1 目黒セントラルスクエア
電話 03-5280-7537（内容・不良品等のお問い合わせ）
049-259-1236（販売）

印刷所　株式会社ＤＮＰ出版プロダクツ

©Towako Kimijima 2025　Printed in Japan

ISBN978-4-07-461066-2

■本のご注文は、お近くの書店または
主婦の友社コールセンター（電話 0120-916-892）まで。
※お問い合わせ受付時間　月～金（祝日を除く）　10：00～16：00
※個人のお客さまからのよくある質問のご案内
https://shufunotomo.co.jp/faq/

Ⓡ〈日本複製権センター委託出版物〉
本書を無断で複写複製（電子化を含む）することは、著作権法上の例外を除き、禁じられています。本書をコピーされる場合は、事前に公益社団法人日本複製権センター（JRRC）の許諾を受けてください。また本書を代行業者等の第三者に依頼してスキャンやデジタル化することは、たとえ個人や家庭内での利用であっても一切認められておりません。
JRRC〈https://jrrc.or.jp　e メール：jrrc_info@jrrc.or.jp
電話：03-6809-1281〉

Staff

アートディレクション	江原レン（mashroom design）
デザイン	時川佳久（mashroom design）
撮影	佐山裕子（主婦の友社）
料理制作＆フードスタイリング	ダンノマリコ
栄養計算	スタジオ食
ヘアメイク	黒田啓蔵
スタイリング	青木宏予
構成・文	須永久美
編集担当	町野慶美（主婦の友社）
レシピ協力	もりたとしこ
衣装協力	フィルム(sov.)
食器協力	UTUWA
参考文献	『体もメンタルも腸からポジティブに！美腸の教室』（主婦の友社）

※インスタライブのレシピは、適宜調整して掲載しています。